ISBN 978-3-662-27456-9   ISBN 978-3-662-28943-3 (eBook)
DOI 10.1007/978-3-662-28943-3

Als Inaugural-Dissertation

von der Medizinischen Fakultät der

Universität Leipzig angenommen

11. Januar 1939

Referent: Herr Professor Dr. Heller

(Ergebnisse der Chirurgie und Orthopädie Band 32, 1939)

VII. Die Osteomyelitis und ihre Prognose[1, 2].

Von

GERHARD DUNKMANN-Leipzig.

Mit 8 Abbildungen.

Inhalt.

	Seite
Literatur	527
A. Einleitung	535
Das Problem der Osteomyelitis	535
B. Allgemeine Übersicht	536
1. Ursachen und Entwicklung der Krankheit	536
2. Diagnose und Differentialdiagnose	539
3. Behandlung	540
a) Akute Osteomyelitis	540
α) Konservative Behandlung	540
β) Kombinierte abwartende Behandlung	541
γ) Blutige Behandlung	544
b) Chronische Osteomyelitis	553
4. Prognose	555
C. Eigene Fälle	556
D. Epikrise	564
Zusammenfassung	565

Literatur.

ALBEE, FRED. H.: The principles of the bacteriophage applied to osteomyelitis. Internat. J. of Med. **42**, 1—11 (1929). Ref. nach Z.org. Chir. **47**, 741.
— Behandlung der Osteomyelitis mit Bakteriophagen. J. Bone Surg. **15**, 58—66 (1933). Ref. nach Z.org. Chir. **62**, 5.
ALLMENDINGER, FELIX: Chronische Osteomyelitis beim Kind, beginnend unter dem Bild einer Polyarthritis rheum. Diss. Tübingen 1932.
AMELINE, A.: L'ostéomyélite aiguë primitive des côtes. Arch. méd.-chir. Appar. respirat. **4**, 348—355 (1929). Ref. nach Z.org. Chir. **49**, 491.
ANDREI, ORESTE: Sulla reproduzione sperimentale dell'osteomielite acuta con virus filtrabili, Arch. ital. Chir. **23**, 591, 592 (1929). Ref. nach Z.org. Chir. **46**, 802.
ARNOLD: Über gelenknahe chronische osteomyelitische Herde. Zbl. Chir. **1930** I, 221, 222.

---

[1] Aus der chirurgischen Abteilung des Krankenhauses St. Georg, Leipzig. Direktor: Professor Dr. E. HELLER.
[2] Der Verfasser ist sich dessen bewußt, daß er in der vorliegenden Arbeit Ansichten vertritt, die zum Teil in direktem Gegensatz stehen zu den Ergebnissen, die PHILIPOWICZ 1935 an gleicher Stelle veröffentlichte. Ihr Sinn und Zweck ist nun aber nicht der, diese Verschiedenheiten besonders herauszustellen, vielmehr soll sie dazu anregen, das Problem der Osteomyelitis von einem anderen Gesichtswinkel zu betrachten, als es PHILIPOWICZ in seiner Arbeit aus dem Jahre 1935 tut. Wir glauben, auf Grund eingehender Bearbeitung unserer Osteomyelitisfälle in den letzten 15 Jahren zu diesem Vorschlag berechtigt zu sein.

ARRAGONI, CARLO: Resezione diafisaria precoce per osteomielite. Regenerazione ossea. Guarigione. Atti e Mem. Soc. lombarda Chir. **3**, 2299—2330 (1935). Ref. nach Z.org. Chir. **74**, 518.

AVONI, ALDO: La cura chirurgica dell'osteomielite ematogena acuta. Policlinico, sez. prat. **1930 II**, 1165—1168. Ref. nach Z.org. Chir. **51**, 658.

BAER, WILLIAM S.: The treatment of chronic osteomyelitis with the maggot (larva of the blow fly). J. Bone Surg. **13**, 438—475 (1931). Ref. nach Z.org. Chir. **56**, 529.

BAILEY, HAMILTON: Diaphysectomy and primary suture for acute osteomyelitis of the fibula. Brit. J. Surg. **17**, 641, 642 (1930). Ref. nach Z.org. Chir. **50**, 870.

BARRET, MARCEL: Six observations de résection precoce sous-périostée au cours de l'ostéomyélite aiguë. Bull. Soc. nat. Chir. Paris **57**, 620—638 (1931). Ref. nach Z.org. Chir. **55**, 801.

BARRIE, GEORGE: Haemorrhagic osteomyclitis. Amer. J. Surg. **35**, Nr 9, 353—356 (1921). Zit. nach KIRSCHNER-NORDMANN, Bd. II/2, S. 1622.

BAUDET, GEORGES: Recherches expérimentales sur l'infection ostéomyélitique. Rev. de Chir. **54**, 801—813 (1935). Ref. nach Z.org. Chir. **77**, 322.

BAUMANN: „Operative Behandlung der akuten Osteomyelitis mit Erhaltung des subkutanen Charakters." Zbl. Chir. **1939**, Nr 13, 758—761.

— G. J. and H. E. CAMPBELL: Resection of long bones for chronic osteomyelitis. Surg. etc. **42**, Nr 1 (1926). Zit. nach KIRSCHNER-NORDMANN, Bd. II/2, S. 1638.

BECHET: Zit. nach KIRSCHNER-NORDMANN, Bd. II/2, S. 1638.

BECHHOLD: Zit. nach M. A. STEWART. Surg. etc. **58**, 155—165 (1934). Ref. nach Z.org. Chir. **66**, 561.

BECKMAN, FENWICK: Acute haematogenous osteomyelitis. The relationship of its pathology to prognosis and treatment. Ann. Surg. **88**, Nr 2, 270—296 (1928). Ref. nach Z.org. Chir. **44**, 181.

BENNETT, CH.: The problem of pyogenic disease in bone. Glasgow med. J. **100**, Nr 3 (1923). Zit. nach KIRSCHNER-NORDMANN, Bd. II/2, S. 1638.

BESMEN, E.: Die Osteomyelitis und ihre Behandlung. Nov. chir. Arch. (russ.) **35**, 96—104 (1935). Ref. nach Z.org. (russ.) Chir. **82**, 6.

BEUST, A.: Zur Frage der Vaccinationsbehandlung der Osteomyelitis. Schweiz. med. Wschr. **1922 II**.

BEYE, HOWARD E.: Zit. nach JACQUES LEVEUF. Mem. Acad. Chir. **62**, 942—947 (1936). Ref. nach Z.org. Chir. **80**, 641.

BIER, AUGUST: Ausspruch.

— Zit. nach PHILIPOWICZ. Erg. Chir. **28** (1935).

BISGARD, J. DEWEY: The relation of pyogenic arthritis to osteomyelitis. Surg. etc. **55**, 74—80 (1932). Ref. nach Z.org. Chir. **60**, 165.

BLANC FORTACIN, JOSE: Vorläufiger Bericht über Diaphysenresektion bei akuter Osteomyelitis. Acta Soc. Cir. Madrid **3**, 233—237 (1934). Ref. nach Z.org. Chir. **70**, 561.

BLANCO, HERMAN: Diaphysektomien wegen Osteomyelitis. Rev. Cir. Barcelona **5**, 497—514 (1933). Ref. nach Z.org. (span.) Chir. **66**, 2.

BLOCK, WERNER: Osteomyelitis der Wirbelsäule. Arch. klin. Chir. **168**, 284—293 (1931).

BLYE: Zit. nach KIRSCHNER-NORDMANN, Bd. II/2, S. 1638.

BORCHARD, M.: Berl. Ges. Chir., Zbl. Chir. **1928**, Nr 26.

BRANCATI, R.: Über Plombierung von Knochenhöhlen mit jodoformer Gipsmasse. Ann. ital. Chir. **9**, 1244—1257 (1930). Ref. nach Z.org. Chir. **53**, 135.

BRANDT, G.: Zur Behandlung der akuten Osteomyelitis. Dtsch. med. Wschr. **1922 II**.

BRICKNER, WALTER M.: Conservativ surgery in chron. osteomyelitis. Ann. Surg. **90**, 954—958 (1922). Ref. nach Z.org. Chir. **49**, 81.

BROCA: Zit. nach KIRSCHNER-NORDMANN, Bd. II/2, S. 1636.

— Zit. nach JACQUES LEVEUF, Mem. Acad. Chir. **62**, 942—947 (1936). Ref. nach Z.org. Chir. **80**, 641.

BUCHMANN, JOSEPH: Die Anwendung von Fliegenmaden bei der Behandlung der chronischen Osteomyelitis. Surg. etc. **55**, 177—190 (1932). Ref. nach Z.org. Chir. **60**, 305.

CAMPBELL: Siehe BAUMANN.

CANON: Über kausale Therapie der akuten Osteomyelitis. Dtsch. med. Wschr. **1930 I**, 227, 228.

CARAJANOPOULOS, G.: Huit observations de résection précoce dans l'ostéomyélite aigue des adolescents. Bull. Soc. nat. Chir. Paris **57**, 915—927 (1931). Ref. nach Z.org. Chir. **55**, 450.
CARSKÝ, K.: Therapie der Osteomyelitis und der infizierten offenen Knochenbrüche. Bratislav. lék. Listy **10**, 513—520 (1930). Ref. nach Z.org. Chir. **52**, 481.
CHAKIR, AKIF et MÜNIR: La résorption d'un séquestre d'ostéomyélite par la vaccinothérapie (Action inédite du propidon). Rev. d'Orthop. etc. **24**, 60—63 (1937). Ref. nach Z.org. Chir. **82**, 565.
CHILD, FRANK, S. and EDW. F. ROBERTS: The treatment of chronic osteomyelitis with live maggots. N.Y. State J. Med. **31**, 937—943 (1931). Ref. nach Z.org. Chir. **56**, 67.
CHU, L. C.: The treatment of chron. osteomyelitis by the Orr method. A preliminary report. Nat. med. J. China **1930**, 182—194. Ref. nach Z.org. Chir. **51**, 531.
CLAIRMONT: Die Radikaloperation der hämatogenen Osteomyelitis. Chirurg **9**, H. 10, 361 (1937).
COHEUR, L.: Considérations à propos de 59 cas d'ostéomyélite des os longs chez l'enfant. Rev. de Chir. **54**, 768—800 (1935). Ref. nach Z.org. Chir. **77**, 321.
COMBY, J.: Traitement de l'ostéomyélite aiguë. Arch. Méd. Enf. **32**, 90—99 (1929). Ref. nach Z.org. Chir. **46**, 166.
COURTIN, W.: Über chronisch verlaufende eitrige Osteomyelitis im Kindesalter. Arch. Kinderheilk. **84**, H. 2, 125—131 (1928).
CROSSAN, EDW. T.: Conservative treatment of acute haematogenous osteomyelitis. Ann. Surg. **103**, 605—612 (1936). Ref. nach Z.org. Chir. **79**, 325.
CSEREY-PECHANY: Die Erfolge der subperiostalen Resektion bei akuter Osteomyelitis. Zbl. Chir. **65**, Nr 5, 243.
CUNEO, D. S.: Die frühzeitige Diaphysenresektion bei akuten Wachstumsosteomyelitiden der langen Knochen. Rev. Chir. Buenos Aires **6**, No 1 (1927). Zit. nach KIRSCHNER-NORDMANN, Bd. II/2, S. 1638.
DEIBERT, JRVIN E.: Behandlung der Osteomyelitis nach der ORRschen Methode. Zbl. Chir. **1931** III, 2354.
DELBET: Zit. nach KIRSCHNER-NORDMANN, Bd. II/2, S. 1636.
DEL RIO, MARIO: Resezione totale precoce della tibia per osteomielite ematogena acuta diffusa in adolescente. Riproduzione ossea. Guarigione. Chir. Org. Movim. **21**, 299—302 (1935). Ref. nach Z.org. Chir. **77**, 735.
DENGLER: Die Behandlung der Osteomyelitis chronica nach ORR und LÖHR. Arch. klin. Chir. **185**, 1—15 (1936).
DIKANSKIJ, M.: Besonderheiten der chirurgischen Behandlung der Osteomyelitis. Verh. 17. russ. chir. Kongr. Leningrad, 26.—31. Mai 1925. Zit. nach KIRSCHNER-NORDMANN, Bd. II/2, S. 1638.
DUVAL, E. C.: Osteomyelitis. Arch. physic. Ther. **9**, 399—403 (1928). Ref. nach Z.org. Chir. **46**, 724.
EDBERG, EINAR: Erfahrung über Füllung von Knochenhöhlen mit Gips. Acta chir. scand. (Stockh.) **67**, 313—318 (1930). Ref. nach Z.org. Chir. **51**, 273.
EISELSBERG: Zit. nach KIRSCHNER-NORDMANN, Bd. II/2, S. 1636.
ENDERLEN: Zit. nach PHILIPOWICZ. Erg. Chir. **28** (1935).
FAGGE, C. H.: Staphylococcal infections. IX. Osteomyelitis. Guy's Hosp. Rep. **80**, 397—406 (1930). Ref. nach Z.org. Chir. **53**, 421.
FISCHER, HEINR.: Zur Behandlung der akuten hämatogenen Osteomyelitis. Fortschr. Ther. **9**, 590—597 (1933).
— Zit. nach ERB (Königsberg). 5. Tagg Ver.igg nordostdtsch. Chir., Dez. 1929.
FORGUE: Zit. nach SPATH. Dtsch. Z. Chir. **233**, 641 (1931).
FRASER, JOHN: Acute osteomyelitis. Brit. med. J. **1934**, Nr 3846, 539—541. Ref. nach Z.org. Chir. **69**, 515.
FREUND: Zit. nach PHILIPOWICZ. Erg. Chir. **28** (1935).
GARRÈ: Zit. nach PHILIPOWICZ. Erg. Chir. **28** (1935).
GERASIMOV, N.: Beobachtungen über Vaccinetherapie akuter und chronischer Osteomyelitis. Verh. 2. Ärztekongr. Wolgagebiets Saratov, Sitzg 4.—9. Juni 1927, S. 44. Ref. nach Z.org. Chir. **45**, 793.
GOEDEL, RUDOLF: Lebertran in der Behandlung chirurgischer Erkrankungen des Knochensystems, besonders bei Osteomyelitis. Zbl. Chir. **1932** I, 78—84.

GOFFIN, RENE: Importance du perioste dans la resection diaphysaire au cours de l'osteomyelite. J. Chir. et Ann. Soc. belge Chir. **1984**, No 8, 482—483. Ref. nach Z.org. Chir. **70**, 562.
GONZÁLEZ, DUARTE: Die Behandlung der Osteomyelitis nach BIER. An. Acad. méd.-quir. espan. **17**, 249—262 (1930). Ref. nach Z.org. Chir. **57**, 373.
GRISEL: Zit. nach KIRSCHNER-NORDMANN, Bd. II/2, S. 1645.
GROSS, H.: Ist eine geeignete Serumtherapie der Osteomyelitis möglich und erfolgversprechend? Arch. klin. Chir. **175**, 454—457 (1933).
— u. E. KÖNIG: Zur Serodiagnostik und Serumtherapie der Osteomyelitis. Dtsch. med. Wschr. **1985 I**, 265—268.
GUREVIČ, G.: Zur Gipstamponade der Knochenhöhle bei chronischer Osteomyelitis. Sovet. Chir. **1**, 483—488 (1932). Ref. nach Z.org. Chir. **60**, 774.
HALDEMAN, KEENE O.: Acute osteomyelitis. A clinical and experimental study. Surg. etc. **59**, 25—31 (1934). Ref. nach Z.org. Chir. **70**, 164.
HEDRI: Wann und wie soll die Osteomyelitis im akuten Stadium operiert werden? Arch. klin. Chir. **188**, 596—601 (1925).
HEINICKE: Gelenknahe akute Osteomyelitis Jugendlicher und ihre Folgezustände. Arch. orthop. Chir. **28**, 84—93 (1930).
HENRIQUES, JOSE: Behandlung der chronischen Osteomyelitis des Schienbeines durch die Einpflanzung eines Knochenperiostspanes nach ROBERT LECLERCQ. Arqu. brasil. Cir. e Ortop. (port.) **8**, 442—446 (1936). Ref. nach Z.org. Chir. **82**, 731.
HENRY, MYRON O.: Acute osteomyelitis of the spine. J. Bone Surg. **11**, 536—539 (1929). Ref. nach Z.org. **47**, 695.
HENSCHEN: Zit. nach LÄWEN.
HILDEBRAND: Zit. nach PHILIPOWICZ. Erg. Chir. **28**, 371 (1935).
HOBART, MARCUS H. u. DONALD S. MILLER: Osteomyelitis at Cook hospital with an appraisal of Orr's method of treatment. J. amer. med. Assoc. **107**, 1118—1122 (1936). Ref. nach Z.org. **81**, 401.
HOBE, T.: Zit. nach KIRSCHNER-NORDMANN, Bd. II/2, S. 1623.
HOLMES: Zit. nach JACQUES LEVEU Mem. Acad. Chir. **62**, 942—947 (1936). Ref. nach Z.org. Chir. **80**, 641.
HUMPHRIES, ROBERT E.: New treatment of acute osteomyelitis. Amer. J. Surg., N.s. **31**, 145—153 (1936). Ref. nach Z.org. Chir. **77**, 482.
INGELRANS, PIERRE: Contribution à l'étude du traitement précoce de l'ostéomyélite aiguë (non traumatique) des membres. Rev. d'Orthop. etc. **39**, 455—515 (1932). Ref. nach Z.org. Chir. **60**, 433.
— Orthopädenkongreß. Behandlung der Osteomyelitis. Zbl. Chir. **1933 I**, 393.
INTHORN: Über akute Osteomyelitis. Bruns' Beitr. **167**, H. 4, 595, 608 (1938).
ISELIN: Zit. nach WALTER JOST. Beurteilung der aczidentell-traumatischen akuten Osteomyelitis adolescentium (Inst. f. Unfallmed. Univ. Basel). Diss. 1936. Ref. nach Z.org. Chir. **79**, 485.
JAEDICKE: Zusätzliche diätetische Maßnahmen bei Spätfällen von Osteomyelitis. Verh. dtsch. Ges. Chir. **1939**.
JEMMA, G.: Sul virus ultrafiltrabile osteomielitico. Pediatr. Riv. **37**, 353—358 (1929). Ref. nach Z.org. Chir. **47**, 149.
JOST, V.: Autovaccinetherapie bei akuten und chronischen Osteomyelitiden. Nov. Chir. (russ.) **2**, 3 (1926). Verh. 17. russ. Kongr. Leningrad, 25.—31. Mai 1925.
JOST, WALTER: Siehe bei ISELIN.
JUDET: Étude sur l'ostéomyélite chronique d'après cinq observations personnelles. Bull. Soc. nat. Chir. Paris **19**, 597—605 (1927). Ref. nach Zbl. Chir. **1929 I**, 696.
JÜNGLING, O.: Radikaloperation von Knochenfisteln am unteren Femurende durch Tamponade mit dem Sartorius. Zbl. Chir. **1930 II**, 2354—2358.
JURA, VINCENZO: Das filtrierbare osteomyelitische Virus. Policlinico, sez. chir. **38**, 184—200 (1931). Ref. nach Z.org. Chir. **54**, 673.
KAUFMANN: Zit. nach A. SCHMIDT: Osteomyelitis und Unfall. Bruns' Beitr. **133**, 147 (1925).
KEMPER: Lokale Übersäuerung zur Behandlung der chronischen Osteomyelitis. Zbl. Chir. **1931 III**, 2824.
KERR: Zit. nach FRANZ SPATH. Dtsch. Z. Chir. **233**, 642 (1931).
KIRSCHNER, M.: Diskussionsbemerkung.

KLAGES: Bericht über Erfolge mit der LÖHR-Methode. 25. Tagg Ver.igg mitteldtsch. Chir. Bad Kissingen, 5.—7. Juli 1935. Ref. nach Zbl. Chir. 1936 I, 60.
KLINE, L. B.: The stewart treatment for osteomyelitis, a preliminary report. Mil. Surgeon 75, 251—253 (1934). Ref. nach Z.org. Chir. 72, 405.
KÖRTE: *(Aussprache)* Thema: Wann und wie soll die Osteomyelitis im akuten Stadium operiert werden? Arch. klin. Chir. 188, 222 (1925).
Koós, AUREL: Die Radikaloperation der akuten infektiösen Osteomyelitis. Orv. Hetil. (ung.) 1930 I, 157—159. 15. Verh. ung. Ges. Chir., Sitzg 27.—29. Mai 1929. Ref. nach Z.org. Chir. 50, 131.
KROH: Köln. Chir. Ver., Zbl. Chir. 1928 I.
KRUKENBERG: Ablehnung der subperiostalen Knochenresektion bei Osteomyelitis. Zbl. Chir. 1929 I, 540.
KULOWSKI, JACOB: The orr treatment of the pyogenic osteomyelitis. Ann. Surg. 103, 613—624 (1936). Ref. nach Z.org. Chir. 79, 91.
KURTZ, ARTHUR D.: Chronic osteomyelitis. Operation with large drill and high-speed motor. J. Bone Surg. 12, 182, 183 (1930). Ref. nach Z.org. Chir. 49, 797.
KUWAHATA, H.: Neue experimentelle Untersuchungen über die Entstehung der akuten eitrigen Osteomyelitis. Dtsch. Z. Chir. 222, 374—391 (1930).
LÄWEN: Ursache und Behandlung der Osteomyelitis. Verh. dtsch. Ges. Chir. 1939.
LÄWEN, A. u. W. MÜLLER: Untersuchungen über die Möglichkeiten, bei i.v. Infektionen Einfluß auf die Metastatenbildung zu gewinnen. Dtsch. Z. Chir. 227, 27—47 (1930).
LANG, H. J.: Die Behandlung der chronischen Osteomyelitis mit Fliegenlarven bzw. -maden. Bruns' Beitr. 163, 406—413 (1936)
LANNELONGUE: Zit. nach JACQUES LEVEUF.
LAVROV, N.: Behandlung dre chronischen Osteomyelitis nach SCHEDE. Nov. Chir. (russ.) 8, 270—274 (1929). Ref. nach Z.org. Chir. 48, 65.
LECLERQ, ROBERT: Réflexions au sujet des séquelles de l'ostéomyélite aigue des os longs. Essai d'un nouveau traitement. J. Chir. et Ann. Soc. belge Chir. 1933, No 9, 388—393. Ref. nach Z.org. Chir. 66, 342.
LE COCQ, EDWARD: The use of neosalvarsan in the treatment of acute osteomyelitis and blood stream infections caused by the staphylococcus aureus. West. J. Surg. etc. 44, 655, 656 (1936). Ref. nach Z.org. Chir. 82, 404.
LEHMANN: Gibt es periodische Schwankungen im Krankheitsbild der Osteomyelitis? Zbl. Chir. 1938 II, 2146.
LERICKE u. FONTAINE: Zit. nach LECLERQ.
LEVEUF, JACQUES: Résection secondaire précoce de la moitié inférieure d'une diaphyse fémorale chez un sujet de seize ans atteint d'ostéomyélite aigue. Bull. Soc. nat. Chir. Paris 58, 596—600 (1932). Ref. nach Z.org. Chir. 58, 748.
— Le mécanisme de la régénération osseuse après résection d'une diaphyse atteinte d'ostéomyélite. Bull. Soc. nat. Chir. Paris 60, 479—486 (1934). Ref. nach Z.org. Chir. 67, 161.
— A propos de l'anatoxine staphylococcique. Mem. Acad. Chir. 62, 49—55 (1936). Ref. nach Z.org. Chir. 77, 1.
— Le traitement de l'ostéomyélite des adolescents. Mem. Acad. Chir. 62, 942—947 (1936). Ref. nach Z.org. Chir. 80, 641.
LEWIS, DEAN: Acute Osteomyelitis. J. amer. med. Assoc. 92, 983—986 (1929). Ref. nach Z.org. Chir. 46, 245.
— Zit. nach PHILIPOWICZ.
LEXER, ERICH: Zur experimentellen Erzeugung osteomyelitischer Herde. Arch. klin. Chir. 48, H. 1. Ref. nach Zbl. Chir. 1894 II, 1092.
— Die Behandlung der pyogenen Infektion und ihrer Folgen. 58. Tagg dtsch. Ges. Chir. Berlin, Sitzg 4.—7. April 1934. Ref. nach Z.org. Chir. 67, 244.
— Biologische Behandlung der örtlichen pyogenen Infektionen. Schweiz. med. Wschr. 1935 I, 73—75. Ref. nach Z.org. Chir. 74, 595.
— Zit. nach PHILIPOWICZ.
LIVINGSTON, S. K.: Maggots in the treatment of chron. osteomyelitis, infected wounds and compound fractures. An analysis based of the treatment of one hundred cases with a preliminary report on the isolation and use of the active principle. Surg. etc. 54, 702—706 (1932). Ref. nach Z.org. Chir. 58, 673.

LIVINGSTON, S. K.: Das aktive Heilprinzip der Fliegenmaden. Mit einer Beschreibung ihrer Anwendung bei 567 Osteomyelitisfällen. J. Bone Surg. 18, 751—756 (1936). Ref. nach Z.org. Chir. 80, 84.
— and L. H. PRINCE: Die Behandlung der chronischen Osteomyelitis mit besonderer Berücksichtigung der Anwendung des aktiven Prinzipes der Madenmethode. J. amer. med. Assoc. 98, 1143—1149 (1932). Ref. nach Z.org. Chir. 58, 596.
LOB, ALFONS: Die Kurzwellenbehandlung in der Chirurgie, 1936.
LÖHR, W.: Behandlung der Osteomyelitis (Chirurgenkongreß 1925). Zbl. Chir. 1933 II, 1611.
— Die Behandlung der akuten und chronischen Osteomyelitis mit dem Lebertrangips. 58. Tagg dtsch. Ges. Chir. Berlin, 4.—7. April 1934. Ref. nach Z.org. Chir. 67, 245.
— Die Behandlung der akuten und chronischen Osteomyelitis der Röhrenknochen mit Lebertrangips. Dtsch. med. Wschr. 1936 I, 997—1002.
LOMBARD, PIERRE: Les perturbations de l'équilibre des albumines sériques auccurs de l'ostéomyélite. Bull. Soc. nat. Chir. Paris 60, 1339—1345 (1934). Ref. nach Z.org. Chir. 71, 82.
— Behandlung der akuten Knochenmarkeiterung bei Heranwachsenden. Mem. Acad. Chir. 62, 630—633 (1936). Ref. nach Z.org. Chir. 78, 642.
LUKJANOV, G.: Heliotherapie bei chronischer Osteomyelitis. Festschrift für Prof. BOGORAZ, Rostov a. D., S. 77—79 (russ.). Ref. nach Z.org. Chir. 49, 646.
MAGINOT: Zit. nach KIRSCHNER-NORDMANN, Bd. II/2, S. 1638.
MAGLIULO, ALFONSO: Über den Einfluß der periarteriellen Sympathektomie auf die Entwicklung der experimentell veranlaßten Pyocyaneusosteomyelitis. Spirimentale 82, 647—684 (1928). Ref. nach Z.org. Chir. 45, 88.
MAINGOT, R.: Zit. nach KIRSCHNER-NORDMANN, Bd. II/2, S. 1622.
MAKAI: Autopyotherapie bei akuter Osteomyelitis. 49. Tagg dtsch. Ges. Chir. 1925. Zit. nach PHILIPOWICZ.
MAKOWSKY, LUDWIG: Beobachtungen und Erfahrungen über die eitrige Osteomyelitis an der Tübinger Chir.-Klinik während der letzten 70 Jahre an 1503 Fällen. Diss. Tübingen 1932. Ref. nach Z.org. Chir. 64, 547.
MARIQUE, ALBERT: À propos du traitement de l'ostéomyélite aigue chez l'enfant. J. Chir. et Ann. Soc. belge Chir. 1935, Nr 8/9, 566—574. Ref. nach Z.org. Chir. 79, 91.
MARRAIS, J.: Zit. nach KIRSCHNER-NORDMANN, Bd. II/2, S. 1635.
MARTIN, WALTON and WILLIAM G. HEEKS: Maggots and osteomyelitis. Ann. Surg. 96, 930—950 (1932). Ref. nach Z.org. Chir. 62, 85.
MARTIN-DU PAN: La vaccinothérapie dans l'ostéomyélite. Rev. méd. Suisse rom. 53, 764—776 (1933). Ref. nach Z.org. Chir. 65, 450.
MATHIEU. PAUL: Traitement précoce de l'ostéomyélite aigue des os longs. Bull. Soc. nat. Chir. Paris 57, 1440—1442 (1931). Ref. nach Z.org. Chir. 57, 373.
— Behandlung der Osteomyelitis. Zbl. Chir. 1932 III, 2302.
MILLER: Staphylikokkenantitoxintiter bei chronischer Knochenmarkeiterung und seine differentialdiagnostische Verwertbarkeit. Bruns' Beitr. 165, H. 3, 464—486 (1937).
MITCHELL: Zit. nach SPATH. Dtsch. Z. Chir. 233, 641f.
MOISECV, N.: Behandlung der akuten und chronischen Osteomyelitis durch Iontophoresis mit 2%igem Zinc. chlor. Physiother. (russ.) 1932, Nr 5/6, 377, 378. Ref. nach Z.org. Chir. 62, 146.
MONNIER: Über die neuesten Behandlungsmethoden der akuten Osteomyelitis. Schweiz. med. Wschr. 1934 II, 650, 651. Ref. nach Z.org. Chir. 68, 697.
MOSKOWICZ, LUDWIG: Behandlung der chronischen Osteomyelitis. Wien. klin. Wschr. 1929 II, 1226—1229.
MÜLLER: (Aussprache) Thema: Wann und wie soll die Osteomyelitis im akuten Stadium operiert werden ? Arch. klin. Chir. 138, 220 (1925).
— (Aussprache) Thema: Soll man im akuten Stadium der Osteomyelitis die Markhöhle aufmeißeln ? Zbl. Chir. 1928 I, 822.
MÜLLER, W.: Untersuchungen über Lokalisation von Abscessen im jugendlichen Knochen nach direkter Infektion der Markhöhle. Arch. klin. Chir. 164, 722—740 (1931).
NAKATA, J.: Zur Diagnose der Osteomyelitis. Zbl. Chir. 1929 III, 2276.
NEIS: Osteomyelitis bei Kindern. Zur Frage der operativen Behandlung. Zbl. Chir. 1931 III, 2358.
NICHOLIS: Zit. nach KIRSCHNER-NORDMANN, Bd. II/2, S. 1638.

NORDMANN, O.: Die Behandlung der akuten Osteomyelitis. Med. Klin. **1926 I**.
NOWICKI, STANISLAUS: Die Entstehung der haem. Ostitis infectiosa (Osteomyelitis) in langen Röhrenknochen (Chir. Univ.-Klin. Krakau). Wien. med. Wschr. **1931 II**, 1431—1435.
OBERTHÜR, HENRI: 11 Fälle von Diaphysenresektion bei Jugendlichen wegen Osteomyelitis. Bull. Soc. nat. Chir Paris **60**, 474—479 (1934). Ref. nach Z.org. Chir. **67**, 162.
OEHLECKER: Zit. nach BRANCATI.
OLTRAMARE, JOHN HENRI: Spätresultate der Vaccinotherapie bei Osteomyelitis. Schweiz. med. Wschr. **1930 II**, 1012, 1013. Ref. nach Z.org. Chir. **52**, 481.
OMBRÉDANNE, L.: À propos du traitement de l'ostéomyélite chronique par les larves de la „Lucilia sericata". Bull. Soc. nat. Chir. Paris **60**, 210—212 (1934). Ref. nach Z.org. Chir. **66**, 343.
ONACA, N.: Neo-Salvarsan in der Behandlung der chronischen, nicht spezifischen Osteomyelitis. Ref. nach Z.org. Chir. (rum.) **66**, 344 (1933).
ORR, H. WINNETT: Über das Vermeiden von Zwischenfällen und Komplikationen während der Behandlung der chronischen Osteomyelitis. Brit. med. J. **1933**, Nr 3790, 365—367. Ref. nach Z.org. Chir. **64**, 401.
PAJZAGLI: Riforma med. **1937**, H. 9.
PATTERSON, B. MARJORIE and FRED H. ALBEE: Bacteriophage in relation to healing of osteomyelitis. Proc. Soc. exper. Biol. a. Med. **27**, 376—378 (1930). Ref. nach Z.org. Chir. **50**, 353.
PAYR: Die Pathologie der Osteomyelitis und Periostitis albuminosa. Mitt. Ver. Ärzte Steiermarks **1899**, Nr 4.
— 49. Tagg dtsch. Ges. Chir. 1925.
PÉRAIRE, MAURICE: De l osteomyelite chronique. Zbl. Chir. **1929 I**, 695.
PFENNIGSDORF: Zit. nach SCHMIDT. Osteomyelitis und Unfall. Bruns' Beitr. **133**, 144 (1925).
PHILIPOWICZ, J.: Konservative Behandlung der Osteomyelitis mit Vaccine. 58. Tagg dtsch. Ges. Chir. Berlin, Sitzg 4.—7. April 1934. Ref. nach Z.org. Chir. **66**, 562.
— Die blutige und unblutige Behandlung der akuten und chronischen Osteomyelitis. Erg. Chir. **28**, 364—418 (1935),
PHILIPS: Zit. nach PHILIPOWICZ.
PILIERS: Zit. nach KIRSCHNER-NORDMANN, Bd. II/2, S. 1638.
PITZEN: Verh. dtsch. orthop. Ges. **1930**, 106, 107.
PLISSON, E.: Les méthodes de comblement des cavités osseuses d'origine opératoire ou pathologique et en particulier des cavités postostéomyélitiques. Progrès med. **1928 II**, 1432—1436. Ref. nach Z.org. Chir. **44**, 183.
PRIVAT, J.: La vaccinothérapie. Evolut. thér. **9**, 135—138 (1929). Ref. nach Z.org. Chir. **46**, 262.
RECHNIOVSKI, S.: Zit. nach KIRSCHNER-NORDMANN, Bd. II/2, S. 1636.
ROCHER, H. L.: Zit. nach KIRSCHNER-NORDMANN, Bd. II/2, S. 1622.
RODZINSKI: Zit. nach KIRSCHNER-NORDMANN, Bd. II/2, S. 1638.
ROST: 49. Tagg dtsch. Ges. Chir. 1925.
ROUX: Zit. nach SPATH. Dtsch. Z. Chir. **233**, 648 (1931).
RUPP, F.: Über den sogenannten BRODIEschen Knochenabsceß. Zbl. Chir. **1931 III**, 2567—2572.
SAITO, M.: Über Röntgendiagnose von Osteomyelitis im akuten Stadium. Z. jap. Chir. Ges. **1935**. Ref. nach Z.org. Chir. **80**, 17.
SCHILLING, J.: Über die Behandlung der akuten und chronischen Osteomyelitis. Zbl. Chir. **1926 II**.
SCHMIDT, A.: Osteomyelitis und Unfall. Bruns' Beitr. **133**, 147 (1925).
SCHÜRCH, O.: Zur Behandlung der Osteomyelitis mit Fliegenmaden. Bruns' Beitr. **158**, 613—622 (1933).
— Erfahrungen mit Fliegenmadenbehandlung bei Osteomyelitis. Helvet. med. Acta **2**, 156—164 (1935). Ref. nach Z.org. Chir. **73**, 562.
SCHÜRER-WALDHEIM: Zit. nach LÄWEN.
SCHULZE: Über die anatomischen Bedingungen für die Metastasierung bei der Allgemeininfektion. Dtsch. Z. Chir. **239**, 34 (1933).

Seemen, H. v.: Elektrochirurgische Behandlung der pyogenen Infektion. Arch. klin. Chir. 180, Nr 7, 87 (1933).
Shioda: Experimentelle Beiträge zur Frage der akuten eitrigen Osteomyelitis. Arch. klin. Chir. 185, 141—163 (1936).
Siccard: Zit. nach Kirschner-Nordmann, Bd. II/2, S. 1635.
Smirnov, L.: Zur Frage über die chirurgische Behandlung der akuten nämatogenen Osteomyelitis. Nov. chir. Arch. (russ.) 14, 524—537 (1928). Ref. nach Z.org. Chir. 45, 420.
Smoler: Zit. nach Spath.
Sorrel, E. et Boppe: A propos du traitement des ostéomyélites aigues a staphylocoques. Mem. Acad. Chir. 62, 769—783 (1936). Ref. nach Z.org. Chir. 79, 89.
Spath, Franz: Die Beziehungen der akuten hämatogenen Osteomyelitis zur postanginösen Pyämie. Dtsch. Z. Chir. 233, 239—251 (1931).
— Die Therapie der akuten hämatogenen Osteomyelitis. Dtsch. Z. Chir. 233, 641—648 (1931).
Stewart, M. A.: A new treatment of osteomyelitis. Surg. etc. 58, 155—165 (1934). Ref. nach Z.org. Chir. 66, 561.
Stich: Zit. nach Philipowicz.
Stookey, Paul F., Louis A. Scarpellino and James B. Weaver: Immunbiologie der Osteomyelitis. Arch. Surg. 22, 494—505 (1936). Ref. nach Z.org. Chir. 77, 568.
Sulutko, L.: Zur Frage der Behandlung der chronischen Osteomyelitis. Vrač. Gaz. (russ.) 1929, 716—718. Ref. nach Z.org. Chir. 50, 643.
Szerszynski, Br. u. J. Klimkiewicz: Knochenmarkentzündung nach Orr und Albee behandelt. Eigene Beobachtungen. Ref. nach Z.org. Chir. (poln.) 81, 561 (1936).
Thiem: Zit. nach Schmidt.
Thorek, Max: Aluminium-potassium nitrate in the treatment of chronic suppurations, especially of bones. Clin. Med. a. Surg. 36, 86—90 (1929). Ref. nach Z.org. Chir. 46, 168.
Tichy, H.: Die geographische Verbreitung der akuten eitrigen Osteomyelitis. Bruns' Beitr. 124, H. 2, 381—413 (1921).
Tschervenatov-Schurek: Die Behandlung der Osteomyelitis nach Winnet Orr. Clin. bulgar. 8, 389—395 (1936). Ref. nach Z.org. Chir. 81, 642.
Valesco-Blanco: Frühdiagnose der akuten Osteomyelitis in der Kindheit. Arch. amer. de. Med. 7, 63—85 (1931). Ref. nach Z.org. Chir. 58, 435.
Vara Lopez, R. u. K. Thorbeck: Die Behandlung der Osteomyelitis nach Baer. Fortschr. Ther. 9, 331—334 (1933).
Vigarous: Zit. nach Leveuf.
Volkmann: Über die primäre akute und subakute Osteomyelitis purulenta der Wirbel. Dtsch. Z. Chir. 132. 499 (1915).
Vorschütz: Zit. nach Spath.
Wade, R. B.: Acute osteomyelitis in children. Med. J. Austral. 1929 I, 264—268. Ref. nach Z.org. Chir. 46, 403.
Walter: Handbuch der gesamten Unfallheilkunde, herausgeg. von König-Magnus, Bd. III, S. 467.
Wassermann: Zit. nach Schmidt.
Watermann u. Kemper: Die Behandlung chronisch eitriger Prozesse an Knochen und Weichteilen durch lokal gesteigerte Übersäuerung. Münch. med. Wschr. 1930 II, 1572, 1573.
— Behandlung der Osteomyelitis durch lokal gesteigerte Übersäuerung. Ref. nach Zbl. Chir. 1931 I, 630.
Weinstein, A.: Die Schlammbehandlung der chronischen Osteomyelitis. Sovet. Chir. 6, 1076—1078 (1936). Ref. nach Z.org. Chir. 82, 565.
Wettstein: Zit. nach Kirschner-Nordmann, Bd. II/2, S. 1622.
Woilascheffski: Zit. nach Kirschner-Nordmann, Bd. II/2, S. 1638.
Wolfson, P.: Über die Resultate der Behandlung der chronischen und akuten Osteomyelitis durch Jontophorese. Kurortol. i fisioterap. (russ.) 3, 105—106 (1935). Ref. nach Z.org. Chir. 76, 308.
Wright: Zit. nach Kirschner-Nordmann, Bd. II/2, S. 1635.
Zanoli, Raffaele: Il metodo di „Orr" nella cura delle osteomieliti e delle osteiti tubercolari. Atti e Mem. Soc. lombarda Chir. 2, 221—226 (1934). Ref. nach Z.org. Chir. 66, 642.

A. Einleitung.
Das Problem der Osteomyelitis.

Wohl kaum eine Erkrankung auf dem Gebiete der Chirurgie ist, was ihre Behandlung angeht, so umstritten, wie die Osteomyelitis (O.). Es ist erstaunlich, wie weit die Meinungen der einzelnen Autoren auseinandergehen, wenn man bedenkt, daß die Einstellungen zu den meisten anderen großen Problemen wenigstens grundsätzlich übereinstimmen. Im Falle der O. ist das anders. Bei einem annähernden Überblick über die Weltliteratur ist man überrascht über die Anzahl der Wege, die man zur Erzielung einer Heilung beschritten hat. Merkwürdig ist nur, daß fast alle Autoren mit den von ihnen angegebenen Methoden unbestreitbare Erfolge erzielt haben wollen. Aber keine von ihnen allen hat sich bisher als die Methode der Wahl durchsetzen können. Unwillkürlich drängt sich hier die Frage nach der Ursache dieser Gegensätze auf. Versucht man einmal, den Dingen nachzugehen, so muß man zunächst allgemein feststellen, daß es auch im Laufe der Entwicklung unseres Faches Zeiten gegeben hat, in denen man glaubte, an der Grenze des menschlich Möglichen angelangt zu sein. Dann erfolgte in der Regel plötzlich, unter dem Eindruck irgendeiner neuen Entdeckung oder eines neuen Mittels eine allgemeine Überprüfung unseres Wissens und unserer Erfahrung, eine Periode der „Umwertung aller Werte" hob an, und das Ergebnis war oft so, daß man sich über Probleme zu streiten begann, von denen man früher vielleicht glaubte, daß sie bereits, wenn auch nicht unbedingt ideal, gelöst seien.

Bei der O. ist es nun aber u. E. gar nicht so schwer, dem Geheimnis dieser Gegensätze auf die Spur zu kommen; denn, wenn man es einmal unternimmt, festzustellen, wo und unter welchen Umständen die einzelnen Behandlungsarten ersonnen und entstanden sind, dann muß man daraus doch wohl folgern, daß regionäre, d. h. vor allem klimatische Verhältnisse, bei der Entstehung, besonders aber bei dem Verlauf gerade der akuten O. sehr wohl eine Rolle spielen. Wir wissen, daß die O. z. B. in Graz in ganz anderer Form aufzutreten und zu verlaufen pflegt als in Greifswald, eine Tatsache, die an ähnliche Verhältnisse bei der Frakturheilung erinnert. Man hat nämlich feststellen können, daß Frakturen in den österreichischen Alpenländern und in der Schweiz zur Heilung manchmal die doppelte Zeit gebrauchen wie an der Nordseeküste und in anderen, nördlich gelegenen Gebieten. Wenn in diesem Fall auch besonderen innersekretorischen Verhältnissen (Schilddrüse) eine Bedeutung zuzukommen scheint, so heißt das nicht, daß nicht ähnliche, örtlich bedingte Zusammenhänge bei der O. auch eine Rolle spielen. Hierfür sprechen sich TICHY, PHILIPOWICZ, BORCHARD, FRASER und WETTSTEIN aus. Andere dagegen glauben auf Grund ihrer Erfahrung dieser Ansicht nicht beipflichten zu können. FRASER z. B. berichtet über ein auffälliges Ansteigen der O. im Jahre 1933 und möchte den damals trockenen Sommer dafür verantwortlich machen. INTHORN vermutet ebenfalls einen Zusammenhang zwischen O. und Jahreszeit. NOWICKI und WADE wiederum bestreiten einen Einfluß der Jahreszeit auf die O. und ihre Entwicklung. LÄWEN betont in seinem Referat auf dem Chirurgenkongreß 1939 in Berlin die Schwankungen in der Krankheitsintensität. Nach BUZELLO soll die O. früher in Greifswald und an der Ostsee überhaupt in schwerer Form aufgetreten zu sein. In letzter Zeit dagegen pflegt sie in Königsberg nicht mehr so heftig zu sein Ähnliche Feststellungen machten LEHMANN und WILHELM MÜLLER. Wir schließen uns der Meinung TICHYs in vollem Umfange an, weil auch wir den geschilderten Verhältnissen bei der O., ihrem Auftreten und ihrem Verlauf besondere Bedeutung beimessen.

B. Allgemeine Übersicht.
1. Ursachen und Entwicklung der Krankheit.

Diesen weiter gefaßten Begriffen stehen ätiologisch konkretere gegenüber. Die Frage O. und Trauma ist häufig diskutiert worden. Auch hier, wie fast überall, gehen die Meinungen weit auseinander. Während einzelne Autoren den Zusammenhang zwischen beiden bezweifeln (JOST), wird er von anderen u. E. über Gebühr hoch eingeschätzt (BARRIE, ROCHER, MAINGOT, PFENNIGSDORF = 75, 50, 42,5 und 41%). Daneben werden andere Prozentwerte angegeben (SCHMIDT und THIEM = 15 und 14%). Die Beurteilung an sich ist sicher schwer. Es gibt viele Fälle, bei denen in der Vorgeschichte ein Trauma nachzuweisen ist, aber es wird sich nur selten feststellen lassen, inwieweit die äußere Einwirkung nicht einen bereits sensibilisierten Organismus getroffen hat, der dann, nach erfolgtem Trauma, nicht in der Lage ist, der aufkommenden Infektion Einhalt zu gebieten. Wir selbst halten die Zahl der rein traumatisch bedingten Osteomyelitisfälle für gering. ISELIN und NOWICKI nehmen an, daß im gesunden Knochenmark Staphylokokken vorhanden sein können, die bei hinzutretendem Trauma die eigentliche Erkrankung auslösen sollen. Untersuchungen scheinen darüber aber nicht angestellt worden zu sein. Wenn diese Ansicht den Tatsachen entspräche, wäre die Frage O. und Trauma mit einem Schlage gelöst. Die vielen Fälle, bei denen scheinbar im Anschluß an eine geringfügige äußere Einwirkung eine O. auftritt, müßten dann in diesem Sinne entschieden werden. WASSERMANN gibt eine andere Erklärung. Nach seiner Meinung werden die baktericiden Kräfte im Knochenmark beim Trauma durch Zirkulationsstörung und kleine Blutungen beeinträchtigt, und THIEM nimmt an, daß schon leichte Erschütterungen offenbar auf diesem Wege die Voraussetzungen für die Entstehung einer O. zu schaffen imstande sind. KAUFMANN äußert sich dahingehend, daß durch den Unfall eine Infektion des Körpers hervorgerufen wird, die dann später an beliebiger Stelle die Krankheit entstehen läßt. Berücksichtigt man in diesem Zusammenhang die verschiedene Beurteilung des Intervalles zwischen dem Trauma und der eigentlichen Erkrankung, so wäre es nach den voraufgegangenen Erörterungen tatsächlich möglich, fast aus jedem Fall eine traumatische O. zu machen. Allerdings stehen die in letzter Zeit aufgestellten Forderungen dazu in krassem Gegensatz. Nach WALTER hat die Klärung eines solchen Krankheitsbildes unter Würdigung folgender Gesichtspunkte zu erfolgen: 1. muß das Trauma erheblicher Natur sein, d. h. es muß deutliche Spuren hinterlassen, 2. muß der Ort der Erkrankung mit dem der Gewalteinwirkung übereinstimmen, 3. muß die O. innerhalb eines ziemlich eng begrenzten Zeitabschnittes beginnen. Es ist selbstverständlich, daß damit die Zahl der traumatischen Osteomyelitiden eine beträchtliche Einschränkung erfährt

Unter dem Eindruck der Vitaminforschung ist in letzter Zeit die Avitaminose zur O. in Beziehung gebracht worden. Man glaubt annehmen zu können

(KUWAHATA u. a.), daß es infolge Vitaminmangels leichter zu Infektionen des Knochens und des Markes kommt. Es scheint erwiesen zu sein, daß ein gewisses Defizit an Vitaminen bei den verschiedenen entzündlichen Erkrankungen eine Rolle spielt. (Zum Beispiel Vitamin-C-Mangel bei der Pneumonie.) Inwieweit aber ein ursächlicher Zusammenhang besteht, ist nicht sicher. KIRSCHNER mahnt zu vorsichtiger Beurteilung. LÄWEN und W. MÜLLER haben wenigstens beim erwachsenen Tier diese Zusammenhänge experimentell nicht bestätigen können. Dagegen scheinen Ernährungsschäden allgemein sehr wohl eine Rolle zu spielen, denn die O. pflegt bei Minderbemittelten häufiger aufzutreten als in besseren Kreisen (LÄWEN). Vielleicht aber kommt gerade hier den so verschiedenen hygienischen Verhältnissen eine besondere Bedeutung zu. Im gleichen Sinne äußert sich WACKELEY.

Daß Herdinfektionen (Anginen usw.) bei der Entwicklung der O. nicht zu unterschätzen sind (BECKMAN) ist selbstverständlich. Das lehrt uns die tägliche Erfahrung. Wie oft sehen wir eine akute O. im Anschluß an eine Angina entstehen oder eine chronische wieder aufflackern. WAKELEY hält anscheinend die Tonsillen als Ausgangspunkt der O. für sehr wichtig. Nach seiner Ansicht ist die akute O. infolge frühzeitiger Tonsillektomien im Zurückgehen begriffen. Der Weg von einer schweren Angina zur O. ist auch nicht weit. SPATH hat diesen Zusammenhang in 15% aller Fälle festgestellt und zieht daraus die entsprechenden Folgerungen auf Entfernung dieser Primärherde. Diese Indikation, streng angewandt, würde zu weit führen. Praktisch müßten wir dann sicher, um eine O. zu vermeiden, jeden zweiten oder dritten Patienten tonsillektomieren. Andererseits wissen wir auch, daß die Otologen mit dieser Operation im akuten Stadium sehr vorsichtig sind. Wenn es aber einmal zu einer Durchbrechung der Abwehrschranke und zu einer Keimeinschwemmung in die Blutbahn gekommen ist, dürfte auch dieser Eingriff verspätet sein.

Auch Erkältungen sollen bei der Entstehung der O. eine Bedeutung haben (BESMEN). Auffällig und erwähnenswert ist dagegen, daß wir bei zahllosen gynäkologischen Affektionen niemals eine O. auftreten sahen.

Wollte man die Möglichkeiten der fokalen Infektionen erschöpfen, so könnte man die Zahl der begünstigenden Momente beliebig vermehren. Alle aber werden in ihrer Bedeutung für die O. verschieden eingeschätzt.

Bei allen Meinungsverschiedenheiten über diese ursächlichen Zusammenhänge herrscht eine allgemeine Übereinstimmung über die Art der Entstehung. Seit LEXERS klassischen Versuchen erkennt man die O. als Erscheinung einer Allgemeininfektion an. Ihm gelang es, durch Einbringen von Bakterienkulturen in die Blutbahn bei jungen Kaninchen Abscesse in den Metaphysen zu erzeugen und nachzuweisen. Damit war auch mit einem Schlage klar, warum die eitrige O. vorwiegend eine Erkrankung des Wachstumsalters ist. W. MÜLLER kam mit einer anderen Versuchsanordnung zu den gleichen Ergebnissen. HOBE und SHIODA erklären die Lokalisation damit, daß die bactericide Kraft der Metaphyse gering sei, und das Blut infolge des erheblich ausgedehnten Capillarnetzes im Mark langsam fließe. W. SCHULZE hat experimentell nachgewiesen, daß z. B. Tusche aus den Capillaren der Metaphyse langsamer resorbiert wird als aus denen der Epiphyse. Zudem sollen in der Metaphyse wichtige Abwehrzellen fehlen. HEINICKE glaubt andererseits an eine Herabsetzung der Abwehrkräfte infolge Wachstumsbeanspruchung.

Mit dieser grundlegenden Erkenntnis LEXERs war man zunächst einen gewaltigen Schritt weitergekommen. Später angestellte, andersartige Versuche brachten uns der Lösung des Problems nicht wesentlich näher. Denn ob eine O. allenfalls durch ein filtrierbares Virus zu erzeugen ist (JURA, VINCENCO), ist wissenschaftlich zwar sehr interessant, für die Erkrankung an sich und ihre Behandlung aber unwesentlich und zudem auch bestritten (ANDREI, JEMMA), es sei denn, daß man den Erregern der pyogenen Infektionen nurmehr die Rolle von Schmarotzern zuerkennen will.

Wichtiger, weil für die Behandlung und für die Prognose vielfach verwertbar, ist die Kenntnis des Erregers. Sie ist unbedingte Voraussetzung für die Folgerungen, die die Immunbiologie für die Therapie gezogen hat. Aus dem Vorhandensein von Antitoxinen hat man Rückschlüsse gezogen auf die Abwehrkraft des befallenen Organismus und so auf direktem Wege eine Handhabe für die Stellung der Prognose gewonnen (STOOKEY, GROSS und E. KÖNIG).

Alle vorliegenden Statistiken, die sich mit den Erregern der O. befassen, weisen etwa die gleichen Verhältnisse auf. Die O. ist vorwiegend eine Staphylokokkeninfektion. Die überwiegende Zahl der Autoren gibt ihre Häufigkeit mit 80—90%, meistens als Staphylococcus pyogenes aureus an, und nur ein kleiner Teil wird von anderen Erregern verursacht. FISCHER berichtet über das Straßburger Krankengut und gibt an, daß dort der Staphylococcus albus viermal so häufig angetroffen wird als der aureus, trotzdem aber verläuft die O. an sich nicht gutartiger. Der sonst bei eitrigen Infektionen so häufige Streptococcus spielt mit durchschnittlich etwa 3% eine untergeordnete Rolle. Noch geringere Zahlen entfallen auf Typhus und andere Erreger. Bei dieser Bewertung sind natürlich nur Infektionen mit einem Bakterienstamm berücksichtigt. Wollte man die Mischinfektionen miteinbeziehen, so würde man selbstverständlich ein ganz anderes Bild bekommen. ALBEE stellte beispielsweise in 22% aller Fälle eine Änderung der Bakterienflora unter der Behandlung fest.

Neben der Art des Erregers sind für den Verlauf der O. folgende drei Momente von maßgeblicher Bedeutung: 1. hängt er ab von den allgemeinen und besonderen Verhältnissen beim Kranken selbst, 2. von der eigentlichen ärztlichen Tätigkeit, die mit der Diagnosestellung beginnt und den ersten vorläufigen Abschluß findet in der Operation, 3. ist die Art der Nachbehandlung anscheinend von erheblichem Einfluß.

Den Verhältnissen beim Kranken selbst kommt naturgemäß eine überragende Bedeutung zu. Bereits bei der Diagnose beginnen die Schwierigkeiten insofern, als es nicht immer leicht ist, die Krankheit im Frühstadium als solche zu erkennen. Bei der Behandlung gehen die von den verschiedenen Autoren vorgeschlagenen Wege dann wesentlich auseinander und auch in der Nachbehandlung herrscht keine allgemeine Übereinstimmung.

Soweit der Verlauf von den beim Kranken vorliegenden Verhältnissen abhängt, ist hier folgendes zu berücksichtigen: 1. Art und Virulenz des Erregers, 2. Immunitätslage und Abwehrkräfte des Organismus, 3. Lokalisation des Prozesses. Die Stärke der Infektion findet ihren Ausdruck in der Reaktion des Organismus. Hier muß man unterscheiden zwischen milder verlaufenden und septischen Formen der O., von denen die letzteren mit schwersten Veränderungen des Allgemeinzustandes einherzugehen pflegen. Die Abwehrkraft dokumentiert sich vor allem in der Mobilisierung von Antitoxinen (MILLER und GROSS).

Wie weit die Lokalisation des Prozesses von Wichtigkeit ist, geht klar daraus hervor, daß man für die akute O. im allgemeinen eine Mortalität von 10—15% annehmen muß, während sie z. B. bei der Wirbelsäulenosteomyelitis auf 64% ansteigt (GRISEL). Allerdings hat BLOCK darauf hingewiesen, daß die Sterblichkeit bei der Wirbelsäulenosteomyelitis heute infolge *aktiverer* Therapie auf 34,5% gesunken ist.

2. Diagnose und Differentialdiagnose

Welche Mittel stehen uns nun zur Verfügung, einen Fall von akut auftretender O. diagnostisch zu analysieren, und welche Mittel sind uns bei der Festlegung der Art des Eingriffes an die Hand gegeben? Die Wichtigkeit der Diagnose wird überall betont. Dazu muß man aber wissen, wie mannigfach die O. sich unter Umständen tarnt. Hier tritt sie scheinbar in Form einer schnell verlaufenden Rachitis auf, dort verbirgt sie sich unter dem Bilde einer akuten Polyarthritis (ALLMENDINGER, COURTIN). Wir erleben es oft, daß erst das Auftreten eines Abscesses den behandelnden Arzt auf eine O hinweist. HENRY beschreibt in der Literatur einen Fall, wo eine Wirbelsäulenosteomyelitis einen paranephritischen Absceß vortäuschte. AMELINE weist auf die differentialdiagnostischen Schwierigkeiten zwischen der O. am Rippenwinkel einerseits und einem Empyem bzw. einer Pleuritis andererseits hin. Eine Halswirbelsäulenosteomyelitis kann unter Umständen ein rheumatisches Krankheitsbild mit schwersten Neuralgien vortäuschen.

Man sollte nun glauben, daß uns in der Röntgenaufnahme ein zuverlässiger Helfer zur Seite stünde Dem ist leider nicht so. Nach allgemeiner Erfahrung sind Veränderungen in der Knochenstruktur bei der O. erst ziemlich spät zu sehen. HALDEMANN und VALESCO BLANCO geben das Intervall zwischen Beginn und Sichtbarwerden im Röntgenbild mit 5—7 Tagen an. Andere Autoren, vorwiegend Röntgenologen, nennen Zeiten zwischen 14 Tagen und 3 Wochen. Ist erst ein Absceß vorhanden, dann ist der Ort der Infektion zwar klar. Nun aber beginnt die Schwierigkeit der Abgrenzung und damit die Frage über die Art der Behandlung. SAITO hat eine Methode angegeben, die im Prinzip sehr einfach erscheint, für die Praxis aber nicht zu empfehlen ist. Er injiziert in den vorhandenen Absceß ein Kontrastmittel und will so die Grenze des Prozesses wiederholt festgelegt haben. Über die Tiefenausbreitung geben einige andere Methoden Aufschluß. NAKATA gibt einen Weg an, der die Feststellung der Erkrankung des Knochenmarkes möglich macht. Der eine ist der Nachweis von Fett im Blut, der in 13 von 15 Fällen gelungen sein soll, ein anderer, allerdings weniger zuverlässiger Hinweis ist das Auftreten einer Lipurie. Auch HEDRI wies bei der akuten O. eine Lipurie nach, die auf dem Wege über Fettembolien aus dem Knochen über das Lungenfilter und den großen Kreislauf zustandekommt. Daraus zieht er die notwendigen Folgerungen für die Behandlung. Er setzt sich sehr für die von PAYR angegebene Anbohrung ein.

Dazu läßt sich rein theoretisch folgendes sagen. In den meisten Fällen wird wohl das Knochenmark der Ausgangspunkt sein (von NOWICKI allerdings bestritten). Für den Fall aber, daß sich eine bakterielle Embolie schon in einem größeren Gefäß, nehmen wir an einer Art. nutritia, festgesetzt haben sollte, so dürfte wohl mit einer weitestgehenden Nekrose des entsprechenden Knochenbezirkes zu rechnen sein. Wir ziehen für uns daraus den Schluß: Bei vorhandenem

Absceß wird aufgemacht. Sieht der vom Periost entblößte Knochen krank aus, so wird er nach PAYR an mehreren Stellen angebohrt. Zwar hat man dabei keine unbedingte Garantie, ob der erkrankte Bezirk nun auch in ganzer Ausdehnung eröffnet ist. Jedenfalls aber hat der Eiter zunächst einmal Abfluß. Bei der chronischen O. liegen die Verhältnisse entsprechend anders. Hier ist die Frage des Eingriffs nicht so akut. Die Kranken klagen sehr oft über unbestimmte Beschwerden. Der Nachtschmerz im befallenen Abschnitt spielt dabei eine wichtige Rolle, ein Symptom, das leider nur zu oft zu anderen Auslegungen Anlaß gibt. Die Beschwerden haben oft den verschiedensten Charakter. BIER warnte in seinem Kolleg häufig davor, solche Schmerzen etwa als lanzierende bei einer beginnenden Tabes zu deuten. Sehr häufig konnte er beweisen, daß sich unter diesen Erscheinungen ein chronischer Knochenabsceß verbarg.

3. Behandlung der Osteomyelitis.

a) Akute Osteomyelitis.

α) *Konservative Behandlung*.

PHILIPOWICZ hat in den Ergebnissen der Chirurgie und Orthopädie 1935 seine Erfahrungen niedergelegt und bespricht die einzelnen Methoden zugleich kritisch. Er kommt dabei zu Folgerungen, die wir auf Grund unserer Erfahrungen nicht recht teilen können. Vielleicht liegt das daran, daß seine Fälle im allgemeinen nicht so schwer zu verlaufen pflegen, wie wir es zu sehen gewöhnt sind, und es ist wahrscheinlich, daß sich gerade hier die regionären Unterschiede bemerkbar machen.

Der Wandel der Zeiten hat des öfteren Änderungen in der Wahl der Methoden gebracht. Immer aber sollte der alte chirurgische Grundsatz: „Ubi pus, ibi evacua" oberstes Gesetz des Handelns bleiben. Bei allen Auseinandersetzungen drehte es sich meistens nur darum, inwieweit größere Eingriffe gerechtfertigt, ja erforderlich waren. Erst in neuerer Zeit finden sich Autoren, die auf Grund ihrer Erfahrung unter Betonung einseitig konservativer Methoden diesen Grundsatz glauben fallen lassen zu können. HUMPHRIES z. B. will unter Verzicht auf jeglichen chirurgischen Eingriff allein mit diätetischen Mitteln die O. behandelt wissen. Wie immer, fehlen auch heute nicht die Stimmen, die dringend vor einer Allgemeinerung eines solchen Verfahrens warnen.

Manche Autoren, anscheinend vor allem französische, sehen ferner in der sich ausbreitenden Eiterung bzw. den osteomyelitischen Entzündungsvorgängen einen willkommenen „Fixationsabsceß", den man in seiner Entwicklung möglichst nicht stören soll, um den befallenen Organismus in seinem Abwehrkampf nicht nachteilig zu beeinflussen, eine Auffassung, die hier und da gar als biologisch hingestellt und verfochten wird. Nach NEIS sind viele Autoren der Meinung, daß z. B. bei Kindern die Frühoperation die Mobilisierung der Abwehrkräfte unter Umständen verhindere. Sie soll auch schon allein durch das Trauma Schaden stiften. Kein geringerer als LEXER hat sich wiederholt gegen diese Behandlungsart ausgesprochen. Auch wir sind anderer Auffassung. Man sieht in der täglichen Praxis immer wieder, daß große Abscesse und Phlegmonen unnötig lange konserviert werden. Sie heilen zum Glück manchmal auch so, eins muß man aber immer wieder feststellen, daß, je länger man mit dem entlastenden Eingriff wartet, desto mehr Gewebe unseres Erachtens unnötig zugrunde geht. Beim Knochen liegen die Verhältnisse nun noch ganz anders. Hier ist vor allem zu bedenken, daß ein im Markraum sich entwickelnder Absceß unter Druck steht. Es fehlt die Ausweichmöglichkeit elastischer Gewebe, wie wir sie bei einem Absceß in den Weichteilen finden. Die Ausbreitungsmöglichkeit liegt beim Knochen zunächst einzig und allein in der Richtung des Markraumes, so daß sich in ihm die Infektion ausbreiten muß, bis der Durchbruch durch die HAVERSschen Kanäle die erste, allerdings ganz unzureichende Entlastung bringt. Man könnte diese Verhältnisse am besten mit einem pulpitischen Zahn vergleichen, dessen Eröffnung den Schmerz sofort aufhebt und die Infektion zum Stillstand bringt. Deshalb pflegt auch bei der O. die Spaltung des subperiostalen Abscesses allein meistens nicht auszureichen, sondern es kommt darauf an, daß der Primärherd im Knochen eröffnet und damit entlastet wird (PAYR). Für die Notwendigkeit dieser Entlastung spricht weiterhin die Tatsache, daß nach Schuß- und Frakturverletzungen eine Markphlegmone meistens nicht aufzutreten pflegt, da es in der *eröffneten* Markhöhle nicht zu Drucksteigerungen kommen kann (LÄWEN).

β) Kombinierte abwartende Behandlung.

Verständlicher erscheinen uns da schon die kombinierten Behandlungsarten. Begriffe, wie Vaccinebehandlung (PHILIPOWICZ, CANON, MARTIN-DU PAN, PRIVAT u. a.) sind modern. PHILIPOWICZ geht in der Verfechtung der Vaccinetherapie soweit, daß er jeglichen chirurgischen Eingriff im akuten Stadium ablehnt. Nach seinen Beobachtungen sollen Absceßbildungen im Verlaufe der Erkrankung unter der Vaccinewirkung unter Umständen ausbleiben. Ebenso sollen sich bereits weiter vorgeschrittene Prozesse spontan zurückbilden. Auch PRIVAT spricht sich für die Vaccinebehandlung aus, allerdings mit der Einschränkung, daß ihr Erfolg als sehr fraglich anzusehen ist, wenn das Fieber nicht innerhalb von 3—4 Tagen abklingt. Nach seiner Erfahrung genügt bei röntgenologisch intaktem Knochen, allenfalls auch noch bei auftretenden Randzonen die Vaccinetherapie, während sonst der chriurgische Eingriff zu seinem Recht kommen muß. MARTIN-DU PAN hält bei beginnenden Fällen ohne subperiostalen Absceß örtliche Vaccineanwendung für zweckmäßig. LEVEUF hat sich für das Staphylokokkenanatoxin eingesetzt, das aus den Toxinen unter Formolzusatz und Wärmeanwendung gewonnen wird. Dadurch soll das Toxin seine Giftwirkung einbüßen, trotzdem aber noch antigene Eigenschaften entwickeln. Auch SCHÜRER-WALDHEIM glaubt an die unter Umständen lebensrettende Wirkung der Vaccine, und GRÉGOIRE fällt ebenfalls über die Vaccine ein gutes Urteil, bemerkt aber einschränkend, daß bei septischen Fällen ein Erfolg nicht zu erwarten, im übrigen das Messer bereitzuhalten sei. Erwartungsgemäß sind von anderer Seite natürlich auch hier Zweifel aufgetaucht (WADE). COHEUR hällt die Vaccinebehandlung für erfolglos. Ebenso HENSCHEN und MONNIER. Auch LOMBARD spricht sich gegen sie aus, während GERASIMOV und OLTRAMARE Erfolge von ihr gesehen haben wollen. Andere machen in der Form der Autovaccine davon Gebrauch (BEUST, SICCARD, JOST u. a.). Autopyotherapie (MAKAI), Iontophorese (WOLFSON und MOISEOV), Chemo- und Bakteriophagentherapie (ALBEE u. a.) sind bekannt. Auch das Neo-Salvarsan wurde angeblich bei der O. mit Erfolg verwendet (ONACA, LE COCQ). Ganz abgesehen von anderen konservativen Maßnahmen, wie Diät, mit der HUMPHRIES auch akute O. behandelt, und Röntgenbestrahlung (ARNOLD), Kurzwellendiathermie (LOB, DUVAL), Schlammbehandlung (WEINSTEIN), Heliotherapie (LUKJANOV), die vor allem bei chronischer O. angewandt werden. All diese Methoden sind für sich allein wohl wirkungslos, könnten aber in Verbindung mit chirurgischen Maßnahmen von Nutzen sein.

Wenn man nun die O. in gewissem Sinne als Infektionskrankheit auffassen muß (PHILIPOWICZ u. a.) und damit rein theoretisch den Erfolg der Vaccinetherapie begründen und ihr eine Zukunft versprechen zu können glaubt, dann begeht man damit meines Erachtens wohl einen Fehler. Die Vaccinetherapie erfreut sich keines allgemeinen Ansehens. Ganz abgesehen von der Gegenanzeige gegen ihre Anwendung, die nach WRIGHT bei Herz-, Nieren- und Leberinsuffizienz sowie Lungentuberkulose gegeben ist, und ihrem vollkommenen Versagen bei septischen Fällen (MARRAIS, SORREL), wissen wir auch aus Erfahrungen an anderen Kliniken, daß ihr dort ebenfalls kein entscheidender Erfolg beschieden war. Will man aber den Weg einer derartigen Immunisierung beschreiten, dann würde es uns viel einleuchtender erscheinen, wenn man z. B. alle zu Entzündungen und Anginen neigenden Kinder im osteomyelitisgefährdeten Alter prophylaktisch mit Rekonvalescentenserum behandelte. Denn wir können uns bei allen beschriebenen Erfolgen (PHILIPOWICZ) mit den verschiedensten Mitteln (Vaccine, Propidon usw., CHAKIR sah in 2 Fällen Aufsaugung eines osteomyelitischen Sequesters unter Propidonwirkung) des Eindruckes nicht erwehren, daß man bei einer einmal ausgebrochenen O. mit der Vaccine zu spät kommt. LEXER ist derselben Ansicht. Der Einwurf aber, daß eine gewisse Art aktiver Immunisierung bereits durch die unzähligen kleinen Infektionen erfolgt, ist wohl durch die Tatsachen widerlegt und zudem auch experimentell ad adsurdum geführt (MILLER: Antistaphylolysintiter zeigt keine oder nur geringfügige Erhöhung).

MAKAI berichtet über Erfolge mit der Injektion von Eiter, den er den Abscessen direkt entnommen und an anderer Stelle dem Körper einverleibt hat. PHILIPOWICZ spricht von etwa 800 in der Weltliteratur angeführten Fällen, bei denen diese Behandlungsart zum Erfolg geführt haben soll, und zwar ohne daß es post injectionem zu Absooßblldungon kam. Ich kann hier aus eigener Erfahrung einen Fall von Allgemeininfektion ohne Metastasen anführen, bei dem zur Steigerung der Abwehrkräfte Eigenblut injiziert wurde. Kurz danach entstand ein großer Absceß. Wohlgemerkt war die Blutkultur vorher mehrere Male negativ gewesen. Man hätte sich nun über die Komplikation freuen sollen, da man doch eine lokalisierte Eiterung erzeugt hatte. Nichtsdestoweniger trat nach kurzer Zeit eine beiderseitige metastatische Coxitis auf, die erst unter entsprechenden chirurgischen Maßnahmen langsam zurückging. Ich habe in der Folge bei ähnlichen Fällen nie mehr zu diesem Mittel gegriffen, und zwar aus verständlichen Gründen.

Über die Ergebnisse der Iontophorese können wir uns kein Urteil erlauben, da sie bei uns niemals angewandt wurde. Ebensowenig über die lokalisierte Übersäuerung (WATERMANN und KEMPER). In Fachkreisen hat die Iontophorese jedenfalls wenig Anklang gefunden. Allerdings haben WOLFSON und MOISECV von ihr Gebrauch gemacht und berichten über angeblich gute Erfolge.

Der Anwendung chemischer Mittel (Elektrocuprol usw.) stehen wir sehr skeptisch gegenüber. Sie ist unseres Erachtens eine Modeerscheinung. Etwa um 1930, hier und da auch noch heute, versucht man, mit solchen und ähnlichen Mitteln Allgemeininfektionen beizukommen. Berichte über vermeintliche Erfolge bekommt man immer wieder zu sehen. Es ist nur merkwürdig, daß all diese Mittel bald wieder außer Kurs kommen.

Le Cocq und Onaca berichten über Erfolge mit Neo-Salvarsan bei der O. Vor allem Le Cocq scheint sehr viel davon zu halten. Nach seinen Angaben ist es besonders bei der akuten O. indiziert. Er führte diese Methode auf Murphy zurück, der sie bei einer kindlichen O. ebenfalls mit vollem Erfolg angewandt hat. Im allgemeinen möchte ich mich hier an einen Ausspruch Biers halten, der einmal folgendermaßen zu diesem Problem Stellung nahm: Der menschliche Organismus ist kein Reagensglas, und Versuche in virto sind für den Erfolg in der Praxis durchaus nicht maßgebend. Ähnlich drückt sich Lexer aus.

All diesen immunbiologischen und chemischen Methoden haftet bei der Unsicherheit ihrer Wirkung und dem durchaus zweifelhaften Nutzen die Gefahr an, daß über der Beobachtung ihrer Wirkung unter Umständen eine Verschleppung des Krankheitsbildes eintritt, daß weiterhin bei der unnötigen Komplizierung des Verfahrens die einfache Grundlinie der allgemeinen Chirurgie verlassen und das einfachste Mittel zur Bekämpfung der örtlichen Infektion, die Eröffnung des Herdes, zu spät oder ungenügend ausgeführt wird.

Mit der Wirkung von Bakteriophagen hat sich vor allem Albee beschäftigt. Er verband diese Behandlung mit seiner Paraffin-Vaseline-Plombe und erzielte mit dieser Kombination angeblich sehr gute Erfolge. Er wies in 94% aller Fälle von O. (akut und chronisch) die spontane Entwicklung eines spezifischen Bakteriophagen nach, den er unter Umständen gleich bei der Operation in die Wunde hineinbringt. Auf diese Art will er eine beträchtliche Verkürzung der Heilungsdauer erzielt haben und hält diese Methode für die beste. Monnier ist mit den Ergebnissen der Bakteriophagentherapie ebenfalls zufrieden. Lexer lehnt sie ab und legt das Hauptgewicht auf die Beibehaltung der alten klassischen Methoden.

Stewart hat eine Methode ersonnen, die indirekt auf die Baersche Madenbehandlung zurückgeht. Es wurde nachgewiesen, daß die Maden bei ihrer Tätigkeit im Knochen Calciumcarbonat ausschwitzen. Nach Bechhold steigern Ca-Ionen die Phagocytose. Durch Pikrinsäurebeigabe wurde das Leukocidin, das Exotoxin der Bakterien, gefällt, weil dadurch die Phagocyten getötet werden. Die weitere Behandlung besteht darin, daß nach üblichen Vorgängen: Sequestrotomie, Tamponade der Wunde mit Vaselingase, nach 24 Stunden im Anschluß an die Entfernung des Tampons die Wunde mit einer 0,25%igen Pikrinsäurelösung unter Zusatz von 8% Glycerin ausgespritzt wird. Dazu gibt man nun eine wässerige Suspension von $CaCO_3$. Durch chemische Umsetzung entsteht Ca-Pikrat, das zugleich analgetisch wirken soll. Bei dieser Behandlungsart kommt es auf die Kombination Pikrinsäure und $CaCO_3$ an, da mit einem der beiden Mittel allein eine Wirkung nicht erzielt werden kann. Angeblich kann bei dieser Behandlungsart auf vollkommene Ruhigstellung verzichtet werden. Stewart will auf diese Weise von 41 Fällen 40 mit Erfolg behandelt haben. Kline empfiehlt diese Methode ebenfalls und behauptet, daß mit ihr eine freie Benutzung des betroffenen Gliedes möglich sei. An dieser Stelle wäre noch die Methode von Thorek zu erwähnen. Er wendet ein Gemisch von Weizenkörnern und Wasser + Aluminiumkaliumnitrat örtlich an und erzielt dadurch eine reizende Wirkung auf die Haut, die zugleich eine Linderung mit sich bringen soll.

γ) Blutige Behandlung.

Das Vorgehen der einzelnen Verfechter der rein blutigen Behandlung ist ebenfalls sehr verschieden. Nach LÄWEN beschränkten sich im Jahre 1894 die meisten Chirurgen auf die Incision. KÜSTER und KAREWSKI sprachen sich für die Ausräumung der Knochenherde aus, während TRENDELENBURG sich von der Wirksamkeit dieser Methode nicht überzeugen konnte. GARRE, ENDERLEN, LEXER u. a. sind für die Aufmeißelung des Knochens auf jeden Fall, zum Teil auch schon vor Ausbildung des subperiostalen Abscesses. SPATH und AVONI äußern sich in gleichem Sinne und wollen durch diese Art des Vorgehens die akute Gefahr verringern, den Umfang der Nekrose beschränken und der Sekundärinfektion vorbeugen. NORDMANN und SCHILLING äußern sich ebenfalls für die frühzeitige Eröffnung des Knochens. EISELSBERG, BROCA und DELBET machen das weitere Vorgehen von seinem Aussehen abhängig.

BIER und in neuerer Zeit FISCHER und CROSSAN u. a. m. entscheiden sich für zögernde Behandlung, zum Teil mit Incisionen ohne weiteren Eingriff. GONZALEZ und PITZEN haben mit der BIERschen Brennerbehandlung gute Erfolge gesehen. BAUMANN veröffentlichte kürzlich eine Methode, die in der KLAPPschen Klinik vorwiegend Anwendung findet. Dort werden kleine Incisionen bevorzugt, die durch Gummilaschen miteinander in Verbindung gebracht werden. Dadurch soll der „subcutane Charakter" der Erkrankung gewahrt bleiben. V. SEEMEN empfiehlt das elektrische Messer und geht aber im übrigen im LEXERschen Sinne vor. Auf dem Chirurgenkongreß gab LÄWEN eine zusammenfassende Statistik über die Arten der blutigen Behandlung. Danach verhielten sich in den letzten 25 Jahren von 89 Chirurgen, die sich zu dem Problem der Osteomyelitisbehandlung äußerten, folgendermaßen: 34 trepanierten grundsätzlich, 9 trepanierten nur in schweren Fällen, 8 trepanierten unter Schonung des Knochenmarkes und 38 begnügten sich mit der Incision. Eine Reihe von Autoren weisen Vergleichsstatistiken auf, durch die sie, auf Grund eigener Erfahrung, nachweisen, daß sie bei größerer Zurückhaltung bessere Erfolge zu verzeichnen hatten. CROSSAN berichtet über 121 Fälle: Bei 47 Trepanationen 29% Todesfälle, bei 32 Anbohrungen 31% Todesfälle, bei 42 Absceßspaltungen 5% Todesfälle. SMIRNOV hatte bei 6 Trepanationen 3 Todesfälle zu verzeichnen, während von 18 nur mit Incision behandelten Fällen keiner starb.

ROST weist an Hand der Ergebnisse der Heidelberger Klinik nach, daß die einfache Incision tatsächlich weniger Sterblichkeit im Gefolge hat als die Trepanation. Von 1911—1917 wurden unter WILMS alle Fälle nur incidiert, vorher, je nach Lage des Falles incidiert und allenfalls aufgemeißelt, seit 1917 unter ENDERLEN wurde in allen Fällen trepaniert: Insgesamt 226 Fälle mit 21 Todesfällen = 10%, davon 70 Aufmeißelungen mit 10 Todesfällen, 156 Incisionen mit 12 Todesfällen = 7%. RECHNIOVSKI gibt die Sterblichkeit bei Frühtrepanation mit 26% an.

BRANDT hat das Krankengut der Hallenser Klinik der letzten 20 Jahre unter BRAMANN, SCHMIEDEN und VÖLCKER statistisch bearbeitet und errechnet für die mit Trepanation behandelten Fälle eine Mortalität von 25.65%.

Auch LEWIS verwirft auf Grund seiner Erfahrung an 229 Fällen das radikalere Vorgehen der Trepanation, gibt aber zu, daß das Gesamtergebnis unbefriedigend sei, daß $1/2$ bis $2/3$ der Kranken nur als gebessert mit ungeheilten Wunden entlassen werden konnten.

Diese statistischen Feststellungen scheinen nachzuweisen, daß die primäre Trepanation eine höhere Sterblichkeit ergibt als die einfache Incision. Andererseits muß aber, wie es auch LEWIS darlegt, darauf hingewiesen werden, daß bei der weniger eingreifenden Behandlung der Enderfolg zweifelhaft ist. Die optimistische Ansicht einzelner Autoren ist also nicht recht begründet. Zudem sind die einzelnen Statistiken auch gar nicht direkt miteinander zu vergleichen, da Art und Verlauf der O. eben so verschieden sind. In der Tat

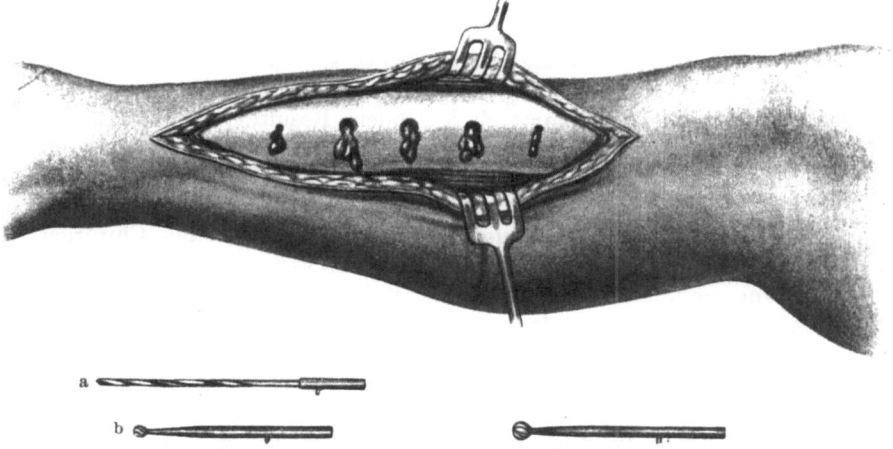

Abb. 1. Probetrepanation und Eröffnung eines Abszesses im Markraum nach PAYR. Mit einem Spiralbohrer (a) oder kleiner Kugelfräse (b) wird der Markraum angebohrt. Bei Abfluß von Eiter Erweiterung der Bohrlöcher mit größerer Kugelfräse.

fehlt es nicht an „Gegenbeweisen". MAKOWSKY stellte auf Grund der Beobachtungen und Erfahrungen an der Tübinger Klinik fest, daß bei Berücksichtigung von 1503 Fällen in den letzten 70 Jahren 15% aller Todesfälle zu Lasten der Incision gehen, während auf die Trepanation nur 2% (!) entfallen. Die durchaus abweichende Einstellung der einzelnen beweist ebenfalls, daß die Erkrankung den Chirurgen tatsächlich oft zu weitergehenden Eingriffen zwingt.

STICH, HILDEBRAND und BORCHARD machen die Trepanation vom Eiteraustritt aus den HAVERSschen Kanälen abhängig, andere wieder richten sich nach Lipurie und anderen Erscheinungen.

PAYR (Abb. 1), dessen Methode wir bisher durchweg anwandten, bohrt den Knochen an mehreren Stellen an und stellt so fest, ob, wo und in welchem Umfange das Mark bereits befallen ist.

Über die Wirkung der Trepanation eines im Markraum abgeschlossenen osteomyelitischen Abscesses, die bereits auf S. 541 mit der Wirkung der Trepanation eines pulpitischen Zahnes verglichen wurde, erhält man am besten ein Urteil, wenn man den Eiterabfluß unmittelbar nach Eröffnung des Markraumes beobachtet. Es kann unmöglich für die weitere Entwicklung des Krankheitsprozesses gleichgültig sein, wenn der Eiter innerhalb des Knochens weiterhin unter Druck steht. Statistische Zahlen sagen demgegenüber wenig wegen der großen Abweichungen in der Schwere der Infektion bei einzelnen Fällen.

In unserer Zeit, vor allem nach dem Kriege, hat man, zum großen Teil in Amerika, andere Wege beschritten. Die Behandlungsarten wurden modifiziert. Teilweise von der Kriegserfahrung ausgehend, hat man besonders bei der chronischen O., aber auch bei der akuten, Maden in die frischen Operationswunden eingebracht, die auf besondere Art gezüchtet wurden (BAER). Diese Behandlung von Schußwunden z. B. mit Larven wurde bereits im 16. Jahrhundert von ANDREAS PORO und BENVENUTO CELLINI empfohlen (CHILD) und angeblich nun von BAER und LIVINGSTON wieder aufgegriffen. AMBROISE PARÉ hat auch auf die Wirkung der Maden hingewiesen.

Wie bei allen Methoden fehlt es auch hier nicht an weiteren Berichten über Erfolge. Aber auch die Kritik bleibt nicht aus. Erfolge hat natürlich vor allem BAER selbst erzielt. BUCHMANN und LIVINGSTONE sprechen sich ebenfalls für sie aus. Letzterer z. B. berichtet über die Ergebnisse bei 567 Fällen, begründet die Methode theoretisch und kommt zu folgendem Resultat: 88% aller Fälle wurden bei Kombination mit Vaccine gebessert und ohne eiternde Fisteln entlassen. Die Heilungsziffer ist um 38% höher als bei allen anderen Methoden, die zur Kontrolle ausgeführt wurden. Trotzdem findet diese Behandlungsart keine einstimmig gute Kritik, selbst nicht unter den amerikanischen Chirurgen. Auch die Behandlung mit Madenextrakten — uns schon wesentlich angenehmer — wird zur Prüfung empfohlen. OMBREDANNE ist in der Beurteilung wesentlich zurückhaltender. Er glaubt, daß der Amerikaner „über das Ziel hinausschießt". Ihm scheint die Behandlung mit Larven nicht sehr sympathisch zu sein, und er nimmt fernerhin an, daß man mit dem „aktiven Prinzip" allein schnellere Heilung erziele. MARTIN und WILLIAM G. HEEKS verwerfen die Methode. VARA LOPEZ fand eine auffallend schnelle Granulationsbildung und konnte in 4—9 Wochen (!) Heilung erzielen. Dabei stellte er eine Erhöhung der H-Ionenkonzentration und ansteigenden Zuckerspiegel im Eiter fest; zudem eine Eosinophilie, die unserer Ansicht nach als Fremdkörperreiz anzusehen ist. H. J. LANG hat die BAERsche Methode an Ort und Stelle studiert und empfiehlt sie ebenfalls. SCHÜRCH (Zürich) gibt einen Überblick über die Ansicht der amerikanischen Chirurgen. Von 605 mit zusammen 5750 Fällen urteilten 552 mit 5781 Fällen sehr günstig, 26 mit 71 Fällen sprachen sich zurückhaltend aus und 27 mit 198 Fällen lehnten die Methode als überflüssig oder gar schädlich ab. Über eigene Fälle sagt er, daß die Behandlung nicht in jedem Falle überlegen sei (s. auch CLAIRMONT). Schädigungen wurden nie gesehen. Bei ungünstigen Verhältnissen (schlecht zugängliche Herde) hält SCHÜRCH die Methode für wertlos. Auch CLAIRMONT erwähnt sie in einer vor einiger Zeit erschienenen Arbeit und berichtet über Versager. Zudem kommt sie nach seiner Ansicht nur für die chronische O. in Frage, für ein Stadium also, das man durch Anwendung anderer Methoden besser vermeiden sollte. MONNIER berichtet über Tetanusfälle, die bei Anwendung der BAERschen Methode vorgekommen sein sollen.

BAER selbst und LIVINGSTON berichten in äußerst günstigem Sinne über die Anwendung der Madenmethode. Nach ihren Berichten wurde sie sogar experimentell beim Gasbrand mit absolutem Erfolg angewandt. In 89 Fällen von O. bei Kindern ist eine Heilungsdauer von 6 Wochen(!), bei Erwachsenen eine solche von 8 Wochen(!) zu verzeichnen. Zudem wird behauptet, daß es sich dabei um *Dauerheilungen (!)* handele.

Wir müssen uns einer persönlichen Stellungnahme enthalten, da wir die Methode nie angewandt haben, können uns lediglich vorstellen, daß es für einen Kranken immerhin eine gewisse Überwindung bedeuten muß, sich mit Maden behandeln zu lassen. Wie unangenehm ist es, wenn ein Gips an einem heißen Sommertag zu „leben" anfängt. Der nächste Griff gilt dann der Gipsschere, um den Kranken von den „ungebetenen Gästen" zu befreien.

MAGLIULO hat bei experimentell erzeugter Pyocyaneusosteomyelitis die Wirkung der periarteriellen Sympathektomie studiert und dabei festgestellt, daß die Entstehung der Entzündung zwar nicht vermieden, der Verlauf jedoch durch die starke aktive Hyperämie deutlich beeinflußt wird.

Eine weitere Methode, ursprünglich zur Behandlung der chronischen O. bestimmt, ist von ORR angegeben und führt seinen Namen. Ihr Grundprinzip besteht darin, daß alles erkrankte Gewebe entfernt, die entstandene Höhle mit Jod und Alkohol ausgewischt und dann mit einer Vaselingazetamponade ohne weitere Drainage ausgefüllt wird. Sie soll nicht nur gute Ergebnisse zeitigen, sondern zugleich mit ziemlicher Sicherheit Komplikationen verhüten. Größter Wert wird dabei auf absolute Ruhigstellung in Gips für lange Zeit gelegt, und ein Verbandwechsel nach Möglichkeit hinausgezögert. Andere Autoren haben das Verfahren auf die akute O. ausgedehnt. ORR selbst operiert jetzt anscheinend auch in jedem Stadium. DEIBERT berichtet über die Resultate bei 100 nach ORR behandelten Fällen. Er lobt die Abkürzung der Heilungsdauer, die bessere Knochenheilung und die seltenere Sequesterbildung. Von 37 akuten Fällen starben 6, die aber zum Teil schon moribund ins Krankenhaus kamen. Bei den übrigen Fällen handelt es sich um chronische O. und komplizierte Frakturen. 75 Patienten wurden glatt geheilt. Die anderen fallen unter chronische O., bei denen der Beginn der Krankheit bereits 5—10 Jahre zurückliegt. KULOWSKI spricht ebenfalls von über 75% Heilungen. Nach ihm soll der Hauptvorteil der ORRschen Methode in der erheblichen Verkürzung des Krankenhausaufenthaltes liegen. Daneben bestechen die guten Resultate und die Anwendbarkeit der Methode in jedem Stadium, die Verminderung der Amputationen und die äußerst geringe Mortalität. Nach seiner Ansicht verliert die BAERsche Methode an Bedeutung. TSCHERVENATOV-SCHUREK heilte nach ORR von 16 Fällen 13. PATTERSON und ALBEE empfehlen die ORRsche Methode in Verbindung mit der Bakteriophagentherapie besonders bei alten verschleppten Fällen. Von den Erfolgen der ORRschen Methode sind noch andere Autoren überzeugt und äußern sich zum Teil gar begeistert (CHU, CARSKY und ZANOLI), von denen der letztere auch die Tuberkulose so behandelte, weiterhin PATTERSON und SZERSZYNSKI. Natürlich fehlt es bei diesen Behandlungsarten auch nicht an Modifikationen. Unter anderem finden sich Autoren, die die Patienten einen Tag nach Anlegung eines gut anmodellierten Gipsverbandes aufstehen lassen. Die Begeisterung für dieses Verfahren ist selbstverständlich *nicht* allgemein. HOBART schränkt die Wirkung auf bestimmte Fälle ein. Nach seiner Meinung reagiert nur die chronische O. auf die ORRsche Methode.

DENGLER betont den Zusammenhang bzw. die Ähnlichkeit der Methoden nach ORR und LÖHR, die beide nach seiner Meinung allen anderen weit überlegen sein sollen. LÖHR hat mit seinem Vorgehen bessere kosmetische Ergebnisse. Sie sollen auf der bakterientötenden Kraft des Lebertrans beruhen. Vitamin A und D haben wachstumsfördernde Wirkung auf Gewebskulturen. Nach DENGLER scheint Löhrs Methode dem Verfahren von Orr überlegen zu sein. Er erwähnt besonders noch die raschere Heilung. Von 41 Kranken wurden bei 3 Todesfällen 23 geheilt, wobei allerdings betont wird, daß der Begriff der Heilung schwer zu fassen ist.

1924 veröffentlichte Löhr sein Verfahren zum erstenmal. Löhr verwendet bekanntlich an Stelle der Vaselingazetamponade Orrs nur Lebertransalbe in Form des Unguentolan. Zu Anfang wurde dieses Verfahren sehr kritisch aufgenommen, weil es scheinbar gegen die Grundregeln der praktischen Chirurgie zu verstoßen schien. In letzter Zeit ist die Methode jedoch mehr und mehr in Gebrauch gekommen und erfreut sich zunehmender Beliebtheit. Wie bei Orr spielt auch hier der Gips eine maßgebende Rolle. Seiner ruhigstellenden Wirkung fügt Löhr noch die des vitaminhaltigen Lebertrans hinzu. Damit scheint eine äußerst gute Ergänzung gegeben zu sein, und man könnte diese Methode vielleicht mit der Bakteriophagentherapie, die mit dem Orrschen Verfahren in Verbindung gebracht wurde, vergleichen.

Löhr ist in seiner Behandlung zunächst ziemlich konservativ und hat damit überraschende Erfolge gehabt. Bei septischen Fällen pflegt er zunächst überhaupt nicht einzugreifen. Wenn der Prozeß für den chirurgischen Eingriff reif ist, so incidiert er nur breit Weichteile und Periost und füllt die Wunde mit Lebertran aus, auf dessen Gehalt an A-Vitamin besonders hingewiesen wird. Sodann verschließt er die Wunde mit einigen Situationsnähten. Er behauptet, daß die Lebertransalbe dabei vollkommen die Rolle der früheren Drainage übernehme. Über das Ganze legt er einen zirkulären Gipsverband, der 3—4 Wochen liegen bleibt. Nach dieser Zeit pflegt der Prozeß soweit entwickelt zu sein, daß er röntgenologisch sichtbar ist. Die deutlich erkennbaren Sequester werden nun in einer zweiten Sitzung möglichst radikal entfernt. Lebertransalbe, primäre Naht und Gipsverband schließen auch diesen zweiten Eingriff ab. Nach seiner Erfahrung empfiehlt sich aber, diese zweite Operation möglichst weit hinauszuschieben, da die Sequester zum großen Teil, manchmal aber auch ganz resorbiert und zum Aufbau des neuen Knochens verwendet werden. Nach den vorliegenden Röntgenbildern hat er zweifellos ausgezeichnete primäre Erfolge gehabt, sagt aber selbst, *daß er von Dauerheilungen weder sprechen kann noch will.*

Obenan steht also der Versuch, das lange Krankheitsbild der O. im akuten Stadium abzufangen, dort unter Umständen radikal zu operieren und Recidive nach Möglichkeit zu vermeiden. Auch vor Resektionen schreckt nämlich Löhr nicht zurück, wenn sich die Notwendigkeit ergibt, und er hat auch damit gute Ergebnisse erzielt.

Klages und Dengler haben mit der Löhrschen Methode ebenfalls gute Erfolge gesehen. Ersterer hebt besonders die Grundprinzipien dieser Behandlung hervor und stellt die Ruhigstellung im Gipsverband, den seltenen Verbandwechsel und die bactericide Kraft des Lebertrans besonders heraus. Dengler lobt in erster Linie die guten kosmetischen Resultate der Löhrschen Methode.

Nach Clairmont läßt sich jedoch auch Löhrs Methode heute noch nicht maßgeblich beurteilen, da erstens die Zahl der so behandelten Fälle noch relativ gering und die Heilungsdauer noch als zu kurz zu bezeichnen ist. Clairmont meint, daß nach einer Anzahl von Jahren angestellte Nachuntersuchungen feststellen werden, daß die Ergebnisse zwar befriedigend, wahrscheinlich aber nicht viel besser sein werden als bei anderen Methoden.

Wir selbst haben auf unserer Abteilung die LÖHRsche Methode auch angewandt. Leider nicht immer mit dem gleichen Erfolg. Vor allem traten bei der primären Naht häufig unangenehme Komplikationen auf. Wiederholt sahen wir ausgedehnte Weichteilphlegmone und Erysipele, die zu schwersten allgemeinen Störungen führten und die Patienten manchmal hart an den Rand des Todes brachten. Ebensowenig haben wir uns davon überzeugen können, daß Großsequester nicht auftreten sollen. Die Erfahrung hat uns das Gegenteil gelehrt. Wir möchten uns allgemein KÖNIGs Meinung anschließen, der da sagt, daß auch über diese Methode das letzte Wort noch nicht gesprochen ist.

GOEDEL propagiert eine andere Form der Lebertrantherapie. Er verwendet das Präparat ,,Ossin Dr. Strohschein" (ein Gemisch von Kalk und Phosphorsalzen in Verbindung mit Eierlebertran) und will damit eine beschleunigte Heilung erzielt haben.

Diesen zu Beginn der Erkrankung weniger eingreifenden Methoden stehen andere gegenüber, die durch ein radikaleres operatives Verfahren zu besseren Dauerergebnissen zu kommen versuchen. Die Vorstellung, daß man die O. nur dann heilen kann, wenn man sie bei ihrem ersten Auftreten ausrottet, hat die *Resektionsmethode* entstehen lassen. Sie wurde bereits im Jahre 1867 von PILIERS ausgeführt. 1898 berichtet NICHOLIS über 8 Fälle, 1904 über weitere 11. Später empfahlen sie CUNEO, WOILASCHEFFSKI, RODZINSKI, MAGINOT und MOSKOWICZ und im chronischen Stadium BAUMANN, CAMPBELL und BÉCHET. Nach SPATH haben sich weiterhin für die Resektion SMOLER, VORSCHÜTZ, MITSCHEL und KERR ausgesprochen. FORGUE und ROUX fügen diesem Vorgehen noch Knochentransplantationen hinzu. MITSCHEL führte bei ausgedehnten Infektionen insgesamt 13mal die Resektion aus und hatte dabei nur einen Todesfall zu beklagen. COMBY möchte die Resektion nur für subakute Fälle vorbehalten wissen. Gegen die Resektion sprechen sich BLYE, KRUKENBERG und MATHIEU aus. Vor allem KRUKENBERG glaubt wegen der Gefahr der ausbleibenden Knochenregeneration und der Bildung von Pseudarthrosen vor ihr warnen zu müssen.

Wann soll man nun die Resektion ausführen? Im akuten oder chronischen Stadium? Auch diese Frage fand bis vor kurzem keine einheitliche Beantwortung. OBERTHÜR formuliert die Indikationsstellung 1934 folgendermaßen: Nach seiner Ansicht ist die absolute Anzeige für subperiostale Resektion gegeben 1. bei Spontanfraktur, 2. bei der Epiphysenlösung und deren Folgen, 3. bei Gelenkvereiterung.

Relative Anzeige zum Eingriff besteht bei Ausdehnung der Knochennekrose und weiterhin bei ,,Pandiaphysitis" mit profuser Eiterung und rascher Verschlechterung des Allgemeinzustandes. Aber auch bei ausgedehnten, gutumschriebenen Prozessen fordert er die subperiostale Resektion mit dem Ziel, das Heilverfahren abzukürzen, vor allem aber den Erkrankungsherd restlos zu entfernen. Weiterhin reserviert er für diesen radikalen Eingriff alle jene Fälle, bei denen dieses Ziel (radikale Entfernung des Herdes) auf andere Art nicht erreicht werden kann. Bei dieser Art des operativen Vorgehens muß nach seiner Angabe peinlichst auf die Erhaltung der Epiphyse und des Gelenkknorpels geachtet werden. Restlose Entfernung der erkrankten Knochenabschnitte ist die unbedingte Voraussetzung für den Erfolg. In der Nachbehandlung sind absolute

Ruhigstellung und seltener Verbandwechsel unumgängliche Erfordernisse. Mit dieser Methode hat er von 12 Operierten 2 an Allgemeininfektion verloren. Die Heilungsergebnisse sollen beachtlich sein. Schon nach 3 Wochen setzte die Knochenregeneration ein, und ein Humerus z. B. war bereits nach 60 Tagen fest.

Damit scheinen die Bedenken gegen die superiostale Resektion weggeräumt zu sein. Von den Verfechtern dieser Methode wird zwischen primärer und sekundärer Resektion ein Unterschied gemacht. Der erste Eingriff ist nur am Platze bei frühauftretenden großen Nekrosen. Sonst wird er im allgemeinen in Form der sekundären Resektion nach 2—3 Wochen vorgenommen, wenn der Prozeß genauer abzugrenzen ist.

BAUDET hat den Zeitpunkt des Eingriffes auf eine andere Art festzulegen versucht. Er ging dabei von der Tatsache aus, daß das Calcium mit Beginn der Knochenregeneration aus dem Blut verschwindet und gibt auf Grund dieser Erkenntnis als Zeitpunkt für die Resektion den Abschnitt an, in dem der Calciumspiegel im Blut seinen tiefsten Punkt erreicht hat. Erst mit dem Abschluß der Heilung soll der Kalkgehalt des Blutes wieder zur Norm ansteigen.

LEVEUF begründet das Vorgehen bei der Resektion. Er kommt dabei zu dem Schluß, daß sie im heißen Stadium vorgenommen werden muß, da nur dann die Knochenregeneration durch das Periost sichergestellt erscheint. Nach seiner Ansicht soll die Knochenhaut zwar fähig sein, den Knochen zu erhalten, nicht aber ihn neu zu bilden. Dazu muß erst der Reiz der Entzündung mit der Hyperämie treten. Andererseits aber darf auch nicht länger gewartet werden, da sonst das Periost durch die Eiterung zerstört wird und damit für die Regeneration ausfällt. Dem entspricht, daß nach einer Resektion bei chronischer O. nur mit einer langsamen Regeneration zu rechnen ist, manchmal sogar die Knochenneubildung vollkommen ausbleibt. LEVEUF weist in diesem Zusammenhang auch auf die Regenerationsfähigkeit des Epiphysenknorpels hin. In einer späteren Veröffentlichung nimmt er noch einmal zu diesem Problem Stellung. Er verwirft die von LANNELONGUE verteidigte Trepanation und spricht sich mehr für eine zunächst abwartende Haltung aus. Neuerdings setzt er mit der operativen Behandlung erst am Ende des Abwehrkampfes ein und dann auch nur in Form der Incision. Durch dieses Abwarten löst sich die Frage der Indikation anscheinend von selbst. Die schweren Fälle scheiden sich von den leichteren, die allein einer Operation zugänglich sind, d. h. durch sie erfolgversprechend angegangen werden können. LEVEUF hat also die radikalen Methoden zu Beginn der Behandlung restlos zugunsten der konservativen verlassen. Er trepaniert primär nicht mehr, da dadurch angeblich weder die Sterblichkeit zu senken ist, noch große Sequester zu vermeiden sind. Beeindruckt von der ROSTschen Statistik, aus der hervorzugehen scheint, daß man bei der Trepanation unter Umständen häufiger mit Komplikationen rechnen muß, ist er offenbar zu diesem konservativen Standpunkt gelangt und will durch Abwarten nie eine Verschlechterung gesehen haben. Hat sich dann der Prozeß abgegrenzt, wird das chirurgische Handeln ihm angeglichen. Die Totalresektion, 1812 von VIGAROUS, 1866 von HOLMES ausgeführt, soll angeblich schlechte Resultate ergeben. Deshalb wurde sie früher von BROCA, neuerdings auch von HOWARD E. BEYE abgelehnt. Trotzdem empfiehlt LEVEUF sie für bestimmte Fälle und berichtet über 20 gute Ergebnisse.

Weiter haben BARRET und CARAJANOPOULOS gute Erfolge gehabt. BARRET wandte das Verfahren bei 6 Fällen mit akuter Tibiaosteomyelitis an, resezierte total und erzielte vollständige Knochenregeneration, die nach seinen Erfahrungen in 1—2 Jahren zu erwarten ist. CARAJANOPOULOS gelang es durch frühzeitige Resektion das schwere Krankheitsbild mit einem Schlage zu ändern. Die hohe Temperatur fiel im Laufe einiger Tage ab. Erhebliche Verkürzungen hat er nur bei Mitnahme der Epiphyse gesehen. Er verfügt über 8 Fälle. Bei zweien war der Erfolg ideal. Der neugebildete Knochen zeigte deutliche Abgrenzung von Rindenschicht und Markhöhle. KOOS will in 16 Fällen durch subperiostale Resektion in 1—3 Monaten Heilung erzielt haben. Auch BLANCO berichtet über 10 Fälle, bei denen er mit totaler Resektion einen guten Erfolg zu verzeichnen hatte. Weiterhin erzielte BAILEY bei totaler Resektion eine primäre Heilung der Operationswunde in 3 Wochen (3 Fälle). Nach Spülung der Wunde mit Flavinlösung hatte er unter Beibehaltung einer kleinen Drainageöffnung primär genäht. Bei Befallensein kurzer Knochen empfiehlt PÉRAIRE ebenfalls die primäre oder sekundäre Resektion unter Spülung der septischen Herde mit Zinkchlorür.

INGELRANS lobte auf dem 14. französischen Orthopädenkongreß unter Berücksichtigung anderer Behandlungsarten die Resektion und hebt dabei besonders zwei grundsätzliche Vorteile hervor:

1. Die Beseitigung des lokalen Infektionsherdes (also nicht die Auffassung vom erwünschten Fixationsabsceß), der das Allgemeinempfinden stark beeinflußt;

2. Heilung durch Bildung gesunden Knochens unter Vermeidung der störenden Folgen der O.

Als Gefahr des Verfahrens bezeichnet er neben der ausbleibenden Knochenneubildung nur die zu späte, nach Schädigung des Periostes erfolgte und die zu sparsame Resektion. Nach seinen Erfahrungen und unter Hinweis auf andere Veröffentlichungen sind die konservativen Methoden mit einer Sterblichkeit von 13—34% behaftet. INGELRANS selbst hat unter 50 Fällen nur 7 Todesfälle und 5 Nachamputationen zu verzeichnen, ein Ergebnis, das an der unteren Grenze der Sterblichkeit bei konservativer Behandlung liegt. Die Trepanation zeitigt nach seiner Meinung dagegen nur zweifelhafte Ergebnisse. Rückfälle sind nicht vermeidbar, eine Ansicht also, die wohl ziemlich allgemeine Gültigkeit hat. Die primäre Resektion will er für besondere Fälle mit schwerem Allgemeinzustand und schweren Knochenveränderungen reserviert wissen. Die sekundäre ist überall da anzuwenden, wo ausgedehnte Knocheneröffnung nicht zum Ziele führte. Ein Vergleich zwischen Trepanation und Resektion fällt zugunsten der letzteren aus. Die Heilungsdauer ist bei der Resektion wesentlich kürzer.

GOFFIN weist auf die Bedeutung des Periostes bei der Knochenneubildung hin und warnt vor dessen Beschädigung. MATHIEU bezeichnet die Resektion nicht als die Methode der Wahl und reserviert sie nur für Fälle mit ausgedehnter Nekrose nach Demarkation. Auf jeden Fall hat die Resektionsmethode auch in neuerer Zeit weitere Anhänger gefunden. Für sie sprechen sich weiterhin DEL RIO, BLANC FORTACIN, BLANCO, KOÓS und ARRAGONI aus. Letzterer sah Knochenregeneration in jedem Fall, sowohl bei Früh- als auch Spätresektion. Auch MARIQUE, der sich von der Wirkung der Impfstoffe gar nicht überzeugen konnte, lobt die Vorzüge des radikalen Eingriffs sehr. BLYE erzielte dagegen mit der Resektion bei 5 Fällen nur einmal ein tragfähiges Glied. Sonst waren immer Transplantationen notwendig, und in allen Fällen kam es zu einer mehr oder weniger starken Deformierung des Knochens. DIKANSKI und BENNET sprechen sich mehr für teilweise Resektion aus.

Trotzdem in den letzten Jahren andere Behandlungsarten scheinbar zu Erfolg und damit zu Ansehen kamen, und man geneigt zu sein schien, die radikalen Methoden in ihrer Indikation und Anwendung sehr einzuschränken und teilweise gar zu verwerfen, hat CLAIRMONT vor einiger Zeit erneut zu diesem Thema Stellung genommen, ein Beweis, daß trotz scheinbar einleuchtender Vorteile die modernen Methoden sich nicht restlos durchsetzen konnten. Auf Grund von Nachuntersuchungen an Patienten der Züricher Klinik mit einer Vorgeschichte bis zu 20 Jahren, zieht CLAIRMONT den Schluß, ,,daß es ein dringendes Bedürfnis ist, bessere Behandlungsmethoden zur Verfügung zu haben". Von anderen Methoden hat man an der Züricher Klinik keine durchschlagenden Erfolge gesehen. Auch das LÖHRsche Verfahren ist nach der Meinung CLAIRMONTs noch zu jung, als daß man seine Dauerwirkung heute schon übersehen könnte. An Hand einiger Krankengeschichten und Röntgenbilder zeigt CLAIRMONT den tatsächlich ausgezeichneten Erfolg der subperiostalen Resektion innerhalb der ersten 3—5 Wochen. Dabei betont er, daß sklerosierende Formen sich für dieses Vorgehen nicht eignen. Schwere Formen mit sog. septischem Fieber fordern die Radikaloperation. Nach CLAIRMONTs Erfahrungen ist die Knochenregeneration so gut wie sicher, wenn nicht Metaphyse, Epiphysenfuge und Epiphysen zerstört sind. Komplikationen wie Spontanfraktur, Epiphysiolyse sind keine Gegenindikation. Nach CLAIRMONT muß man nicht unbedingt im Gesunden resezieren, da sich noch zurückbleibende Herde nach dem radikalen Eingriff überraschenderweise meistens zurückbilden. Die Metaphyse soll zwar immer ganz entfernt werden, gegen den Schaft zu soll man aber bei der Resektion sparsam vorgehen, da die Regeneration des Knochens im gesunden Gebiet nicht sicher ist. Spontanfrakturen im neugebildeten Knochen pflegen meist spontan zu heilen. Neuerdings berichtet PAJZAGLI (Florenz) von 2 Fällen, bei denen wegen O. die Resektion großer Knochenabschnitte vorgenommen werden mußte. Die Beispiele zeigen deutlich, wo die Grenze des Verfahrens zu suchen ist. Es hat nämlich keinen Zweck, etwa bei einem alten, chronisch verlaufenden Prozeß zu resezieren, da die Regeneration meist auszubleiben pflegt. Es ist erforderlich, im heißen Stadium zu operieren, weil hier der Reiz des Periostes einerseits am stärksten ist, andererseits die durch die Dauer des Prozesses bedingte Schädigung noch nicht so weit fortgeschritten ist, daß man mit einer Regeneration von vornherein nicht mehr rechnen kann. Weiterhin schildert CSEREY-PECHANY eingehend 7 Fälle, die er in den letzten 11 Jahren auf diese Weise operiert hat. Er bespricht zugleich die Indikation und stellt dabei drei Gesichtspunkte klar heraus.

Danach ist die subperiostale Resektion angezeigt:

1. wenn am erkrankten Knochen spontane Frakturen auftreten, oder wenn dabei der eine oder seltener alle beide Gelenkknochen sich ablösen,

2. wenn das Fieber des Kranken nach breiter Eröffnung des Knochens und bei gutem Abfluß des Eiters nicht sinkt und der Kräftezustand zusehends abnimmt. Weiterhin empfiehlt er diese Methode

3. bei ausgedehnter Nekrose.

Folgerichtig läßt er diese Resektion nur für akute und subakute Fälle gelten und bezeichnet sie als lebensrettende Operationen, die außerdem kosmetisch und funktionell gute Resultate liefert.

Abschließend sei hier nur noch einmal LÄWEN zitiert, der auf dem Chirurgenkongreß für die Bewertung der Resektion folgende Punkte herausstellte:
1. Ist die Resektion imstande, das Leben zu erhalten?
2. Wie weit befriedigt das Regenerat unsere Ansprüche?

Wir haben gesehen, daß die erste Frage oben bereits im positiven Sinne beantwortet wurde. Abgesehen davon pflegt aber die Frage über Leben und Tod in vielen Fällen zum Zeitpunkt der sekundären Resektion von der Erkrankung selbst geklärt zu sein. Man darf also die Resektion nicht von vornherein mit Forderungen belasten, die keine Methode mit Sicherheit zu erfüllen vermag.

Nach LÄWENs Erhebungen haben in den letzten 25 Jahren 36 Autoren 283 Resektionen mit nur 9 Todesfällen ausgeführt. Weiterhin blieb bei dieser Zahl nur 18mal die Regeneration aus. Andere unbefriedigende Resultate waren ebenfalls in 18 Fällen zu verzeichnen. Damit kommt auch LÄWEN zu dem Ergebnis, daß die völlige Ablehnung der Resektion nicht gerechtfertigt ist, zumal die Erfolge der bisher angewandten Methoden in bezug auf Dauerheilung unbefriedigend seien.

b) Die Behandlung der chronischen Osteomyelitis.

Im Verlauf der bisherigen Erörterungen wurde wiederholt darauf hingewiesen, daß das einzige Mittel zur Vermeidung der chronischen O. in der *zweckmäßigen* Bekämpfung der Erkrankung im akuten Stadium liegt. Die sicherste Gewähr für einen Erfolg bieten naturgemäß die radikalen Methoden. Ihre Anwendung vor allem die Amputation, ist aber zwangsläufig in ihrer Indikation beschränkt, da sie nur für die schwersten Fälle gerechtfertigt ist. Dagegen finden sich in letzter Zeit in zunehmender Zahl Autoren, die auf Grund ihrer Erfahrungen von der Resektion Ergebnisse erhoffen, die allen anderen Behandlungsmethoden bisher offensichtlich versagt blieben. Trotzdem wird bei allem Optimismus die chronische O. das Denken des Chirurgen noch auf lange Sicht in vollem Umfange in Anspruch nehmen.

Das Hauptproblem in der Bekämpfung der chronisch gewordenen O. ist und bleibt die Beseitigung der Fisteln und Höhlen bzw. der sich immer wieder bildenden Abscesse. Hier und da hat man aus der Behandlung der akuten O. Methoden übernommen. MOSKOWICZ fordert z. B. für sie die Entfernung des erkrankten Gewebes bis ins Gesunde. Auch BAUMANN, CAMPBELL und BECHET haben sich im chronischen Stadium der Resektion mit Erfolg bedient. Auf die Gefahren eines solchen Vorgehens wurde oben bereits aufmerksam gemacht (s. S. 552).

KURTZ behandelt auf eine ähnliche Art, wie PAYR sie bei der akuten O. anwendet. Er eröffnet den Knochen mit einem starken Drillbohrer unter Zuhilfenahme eines hochtourigen Motors. Damit will er allzu starke Knochenerschütterungen und den Einfluß der örtlichen Gewalteinwirkung vermieden, zugleich auch durch die dabei entstehende Hitze die Infektion vorteilhaft beeinflußt haben. Auch BRICKNER benutzt zur Eröffnung der Knochenherde einen Drillbohrer und drainiert im Anschluß daran. RUPP behandelt den BRODIEschen Absceß, für dessen Entstehung er eine gesteigerte örtliche Resistenz innerhalb des Knochens verantwortlich macht, auf die gleiche Art. JUDET fordert die breite Aufmeißelung.

Bereits bei der Besprechung der akuten O. wurde die Behandlung der chronischen O. des öfteren gestreift und die Methode nach BAER ebenso wie die von ORR eingehend geschildert. Wie erwähnt waren sie zunächst zur Bekämpfung der chronischen O. gedacht und wurden dann später auch bei der akuten in Anwendung gebracht (s. S. 545—548). LÖHR hat seine Methode auf die chronische O. ausgedehnt mit dem Unterschied, daß er dort von Anfang an wesentlich radikaler vorzugehen pflegt. Er räumt die Herde vollkommen aus, füllt die entstandenen Höhlen mit Unguentolan und läßt den primären Wundverschluß folgen. Die Resultate sollen dabei ähnlich ausfallen wie bei der akuten O. Lediglich die Heilungsdauer nimmt längere Zeit in Anspruch und der Erfolg soll nicht so sicher sein. Immerhin aber gelang es ihm, von 26 Patienten 21 zu heilen (!), ein Ergebnis, mit dem man sehr zufrieden sein könnte, wenn es sich dabei um Dauerheilungen handelte.

LECLERQ berichtet über einen Fall von Transplantation eines Tibiaspanes, die nach ausgedehnter Sequesterausräumung bei fistelnder O. vorgenommen wurde. Anschließend wurde die periarterielle Sympathektomie hinzugefügt mit der Wirkung, daß 40 Tage nach der Operation alles reizlos verheilt, 70 Tage danach das Transplantat röntgenologisch nicht mehr zu erkennen war. Die Sympathektomie soll stark herabsetzend auf die Keimzahl infektiöser Wunden wirken (LERICKE und FONTAINE). HENRIQUES hat allerdings mit der gleichen Methode ohne Sympathektomie das gleiche Ergebnis erzielt. Demnach also scheint der so sicher klingende Schluß LECLERQS, wonach diese Wirkung einzig und allein der Sympathektomie zuzuschreiben ist, nicht absolut festzustehen.

Ähnliche Ergebnisse hat man durch Einlegung von Fremdkörpern in die Knochenhöhlen zu erzielen versucht. Nach BRANCATI soll die Mosetigplombe für diese Zwecke bestens geeignet sein. Im allgemeinen ist sie jedoch verlassen und dürfte eine Bedeutung nur mehr in der Behandlung der Tuberkulose haben. OEHLECKER hat die Verwendung von Gips zur Ausfüllung von Knochenhöhlen im Jahre 1923 wieder aufgenommen (BRANCATI) und ihn zunächst in Verbindung mit Jodoform zur Plombierung verwendet, das er später durch Rivanol ersetzte. Anhänger gleicher und ähnlicher Methoden finden wir in EDBERG, GUREVIC u. a. JÜNGLING, PLISSON und KROH haben zur Beseitigung von Hohlräumen und Fisteln autoplastisches Material benutzt und sich dabei neben Fett, Knochen und Knochenperiostlappen vorwiegend der Muskeln in der Umgebung bedient.

LAVROV hat die chronische O. nach SCHEDE behandelt, der die Wundhöhlen mit Blut vollaufen läßt, darüber primär vernäht und damit gute Erfolge gesehen hat.

Einen weiten Raum nehmen in der Therapie der chronischen O. erwartungsgemäß die chemischen und physikalischen Methoden ein. Über ONACAS Erfolge mit Neo-Salvarsan wurde bereits bei der akuten O. berichtet.

WATERMANN und KEMPER behandeln, wie bereits erwähnt wurde, fistelnde Osteomyelitiden mit Übersäuerung am Orte der Erkrankung, die durch Gaben von Ammonchlorat bei gleichzeitiger BIERscher Stauung erzeugt wird. Angeblich sollen die Erfolge gut sein. Die Berichterstatter fassen ihre Kritik dahingehend zusammen, daß es sich bei dieser Behandlungsart um eine Methode mit guter Aussicht auf dauernden Erfolg handele. Freilich müsse die Möglichkeit eines Recidivs berücksichtigt werden.

Auf die Chemo- und Bakteriophagentherapie (ALBEE) wurde oben schon hingewiesen. Ebenso wurde die Jontophorese, mit der vor allem WOLFSON und MOISECV Erfolge erzielt haben wollen, erwähnt. Die Röntgentherapie, von FREUND und PHILIPS empfohlen, hat sich nach ARNOLD, der viel damit behandelte, als wirkungslos erwiesen. In diesem Zusammenhange sei weiterhin nochmals an die Schlammbehandlung (WEINSTEIN) erinnert, die nach SCLUTKO nur bei geschlossenen Formen der chronischen O. anzuwenden ist. Zudem sind noch die Heliotherapie und die Salzwasserbehandlung zu nennen. Die Kurzwellendiathermie hat nach LOB nur bei der chronischen O. einige Aussicht auf Erfolg.

4. Prognose.

Die große Anzahl der Methoden, von denen natürlich nur ein Teil erwähnt werden konnte, spricht eine beredte Sprache. Sie weist mit aller Deutlichkeit darauf hin, daß es bisher tatsächlich nicht gelungen ist, die O. zu beherrschen. Damit ist zugleich auch das Urteil über die Prognose gefällt. Nach KIRSCHNER-NORDMANN ist sie in allen Fällen und in jedem Stadium ernst zu stellen. Sowohl das akute wie auch das chronische bergen dauernde Gefahren in sich. Hier kann die dauernde Eiterung das Leben ernstlich bedrohen, und dort schwebt über dem Kranken die dauernde Gefahr der Allgemeininfektion. Die primäre Mortalität beläuft sich auf 10—15%. Zu Beginn sind der Infektion Tür und Tor geöffnet. Bei günstigem Verlauf kann der Prozeß lokalisiert bleiben. Geht er weiter, folgen als Komplikationen Epiphysenlösung, Gelenkeinbruch mit all ihren verheerenden Erscheinungen wie Wachstumsstörungen, Verkrüppelungen verschiedensten Grades und Gelenkversteifungen. BISGARD errechnet z. B. für sein Krankengut eine Gelenkbeteiligung in 23,5% aller Fälle. Von diesen mit Komplikationen behafteten Gelenken erlangten nur 13,2% wieder eine gute Beweglichkeit, während über 65% ankylosierten. Im chronischen Stadium drohen Zwischenfälle von den verschiedensten Stellen des Organismus. Z. B. Nephritis, Amyloidose, und wie wir selbst in verschiedenen Fällen sahen, kann der Prozeß zu jedem Zeitpunkt wild werden und den Körper überwältigen. Die tödliche Allgemeininfektion ist dann die Folge. Erst vor einigen Wochen erlebten wir es wieder, daß einer der von uns nachuntersuchten Fälle, den wir sogar noch als relativ günstig beurteilt hatten, unter ganz schweren Erscheinungen eingeliefert wurde. Unter der Diagnose einer septischen Pneumonie kam er auf unsere innere Abteilung. Nach 2 Tagen starb er. Die Autopsie ergab eine schwere Pyämie, ausgehend von einem alten osteomyelitischen Herd. Es handelte sich um einen jungen Mann, der vor Jahren zuletzt bei uns in Behandlung war, dessen Erkrankung ins Latenzstadium getreten war, so daß er sogar ungehindert wieder Sport treiben konnte. Der Verlauf war so stürmisch, daß an die Möglichkeit einer aufgeflackerten O. nicht einmal gedacht wurde. Erst in den letzten Stunden waren zu den schweren Allgemeinerscheinungen örtliche Veränderungen getreten, und nur die Sektion klärte das vollkommen verschleierte Krankheitsbild. In denselben Tagen kamen wieder 4, uns seit Jahren bekannte Patienten, bei denen nach langer scheinbarer Latenz die Erkrankung akut wieder aufgebrochen war. Vor einigen Tagen endlich wurde der Verfasser zu einem über 50 Jahre alten Patienten gerufen, der wegen akuter Harnverhaltung bei hohem Fieber behandelt worden war. In früher Jugend hatte er unter einer nacheinander an den verschiedensten Stellen auftretenden O. zu leiden. Auch in diesem Falle war das Krankheitsbild zunächst als Urosepsis bei Prostatahypertrophie gedeutet worden. In Wirklichkeit handelte es sich aber um eine pyogene Allgemeininfektion, ausgehend von einem alten osteomyelitischen Herd, bei der es zu erneuter Abszeßbildung im Bereiche des Beckens gekommen war. Diese lokalisierte Eiterung hatte die scheinbar durch eine Prostatahypertrophie hervorgerufene Blasenentleerungsstörung veranlaßt. Durch die Sektion wurde die Richtigkeit unserer Annahme bestätigt.

Wenn auch aus der VOLKMANNschen Statistik ein deutliches Absinken der Sterblichkeit von 1894 bis 1914 hervorgeht, so sind diese Zahlen leider nicht im entsprechenden Sinne für die Fälle anzuwenden, die nicht tödlich ausgehen. FAGGE stellt fest, daß in den letzten 40 Jahren ein Fortschritt in der Therapie nicht zu verzeichnen ist, wenn das Krankheitsbild der O. septische Formen angenommen hat. In den Fällen aber, in denen ein solcher Prozeß tatsächlich einmal zur Ruhe kommt, darf man sich nicht dazu verleiten lassen, dieses Ergebnis nun als endgültige Heilung anzusehen; denn wir wissen genau, daß ein solcher latent gewordener Herd selbst nach 30, 40 oder gar 50 Jahren wieder aufbrechen kann. Überhaupt scheint der Begriff der Heilung bei der O. nur selten anwendbar zu sein. Wir möchten ihn nur für die Fälle reservieren, bei denen nach menschlichem Ermessen tatsächlich alles Kranke entfernt wurde. Dies trifft aber am Ende sicher nur für die Fälle zu, in denen man zu Beginn der Erkrankung zu der rigorosesten aller Maßnahmen, der Ablatio gezwungen war.

Die ungünstige Prognose der O. hinsichtlich ihrer Dauerheilung, des Fortbestehens unheilbarer Fisteln und ihrer Neigung zu Rückfällen nach jahre- und jahrzehntelanger Latenz ist in ihrem vollen Umfange doch erst in letzter Zeit erkannt worden. Deshalb ist auch die Beurteilung der verschiedenen Behandlungsmethoden so schwer, da die Früherfolge durch die Spätergebnisse ergänzt werden müßten, diese aber erst *nach Jahrzehnten* zu beurteilen sind. Gefühlsmäßig herrscht die Vorstellung, daß die O. eine Erkrankung des Kindesalters sei, und der Krankheitsprozeß mit einer gut ausgeführten Sequesterentfernung zu beenden wäre. Aber dem ist nicht so. Wohl beginnt die O. im Kindesalter, *aber die Schwere und Hoffnungslosigkeit der Krankheit bekommen die Erwachsenen während ihres Lebens in Form der chronischen O. mit ihren immerwährenden Schüben erst in vollem Umfange zu spüren.*

C. Eigene Fälle.

Eine Zusammenstellung unseres Krankengutes möge dies veranschaulichen:

Es weist in den letzten 15 Jahren 314 Fälle von Osteomyelitis auf. Von diesen 314 Fällen waren 240 = 76,43% männlichen Geschlechts, und nur 74 = 23,57% gehörten dem weiblichen Geschlechte an. 110 von 314 Fällen waren akute Osteomyelitiden, das sind 35%; 8 = 2,55% waren als chronisch mit akutem Schub aufzufassen. 194 = 61,78% litten an chronischer O., und 2 Fälle wiesen Veränderungen im Sinne eine BRODIEschen Abscesses auf. Aus diesen Zahlen geht also hervor, daß die chronische O. an Häufigkeit weit im Vordergrund steht. D. h. mit anderen Worten, daß es nur selten gelingt, die O. im akuten Stadium abzufangen und das unter Umständen jahrzehntelange Leiden der chronischen O. zu vermeiden.

Von den oben genannten 110 akuten Fällen begannen unter 20 Jahren 97 = 88,18%, über 20 Jahren 13 = 11,82%. Ein Ergebnis also, das im großen und ganzen mit den Zahlen der sonst aufgestellten Statistiken übereinstimmt. Es beweist, daß die O. vorwiegend eine Erkrankung des Wachstumsalters ist.

Von insgesamt 204 chronischen Fällen begannen unter 20 Jahren 119 = 58,33%, über 20 Jahren 85 = 41,67%. Zwar sind demnach hier die Verhältnisse etwas verschoben, aber wie wir sehen werden, hat das auch seinen besonderen Grund; denn von diesen 85 Fällen, deren Beginn in die Zeit des 3. Lebensjahrzehntes fällt, sind 49 = 57,65% aller jenseits des 2. Lebensjahrzehntes beginnenden Erkrankungen auf Kriegsverletzungen zurückzuführen.

In 7 Fällen war als Ursache der Krankheit eine vorausgegangene geschlossene Fraktur anzusehen. Andersgeartete Traumen wurden in 33 Fällen = 10,51% für die Entstehung der Krankheit verantwortlich gemacht. Aber nur in 7 Fällen konnte der Zusammenhang zwischen Gewalteinwirkung und Erkrankung gutachtlich anerkannt werden. Die Zahl der durch primäre Frakturen hervorgerufenen Osteomyelitiden ist hierbei allerdings nicht berücksichtigt. In 19 Fällen = 6,05% wurden fokale Infektionen (Anginen, Furunkel usw.) als Entstehungsursache angeführt.

Wie oft sich eine akute O. zu Beginn unter scheinbar andersgearteten Krankheitserscheinungen verbergen kann, wurde bereits erwähnt. Wir haben versucht, festzustellen, wie hoch sich die Zahl der Fälle beläuft, die im akuten Stadium als Rheumatismus behandelt wurden. Aus unseren Krankengeschichten geht hervor, daß sich die O. 14mal unter dem Bilde eines akuten Gelenkrheumatismus entwickelte. Es bleibt noch zu erwähnen, daß in 2 Fällen eine familiäre Häufung der Erkrankung festgestellt wurde.

Wie sind wir nun bei der Behandlung der akuten O. vorgegangen? Meistens haben wir bei Anzeichen einer Eiterung innerhalb des Knochens zunächst die PAYRsche *Kugeltrepanmethode* angewandt. Stellte es sich dann heraus, daß das Knochenmark in größerem Umfange befallen war, so schlugen wir die zwischen den einzelnen Bohrlöchern entstandenen Knochenbrücken mit einem messerscharfen Meißel nach PAYR durch, um so jede Splitterung zu vermeiden. Wir haben also die Mehrzahl der Fälle mit der Anbohrung des Knochens begonnen. Bei einer größeren Anzahl stießen wir jedoch auf so ausgedehnte Vereiterung des Markraumes, daß uns eine noch radikalere Eröffnung in Form einer schmalen Rinne notwendig erschien. Von den 110 Fällen akuter O. haben wir 22 = 20% mit Incision behandelt. 15 = 13,64% wurden auf klassische Art angegangen, d. h. also, einige Zeit nach der primären Incision wurde nach Demarkierung des Prozesses die Nekrotomie durchgeführt. Nach PAYR sind wir in 17 Fällen = 15,45% vorgegangen. In 43 Fällen = 39,09% haben wir im Anschluß an die Incision sofort trepaniert, der Knochen wurde also entweder nach vorauf gegangener Anbohrung oder sofort rinnenförmig eröffnet. Die sekundäre Resektion wurde von uns in 5 Fällen angewandt. 4mal sahen wir uns genötigt, nach anfänglich abwartendem Vorgehen (Incision) zu amputieren. Seit den Veröffentlichungen von LÖHR haben wir die Wundhöhlen statt mit der früher üblichen Tamponade mit Unguentolan gefüllt und die Weichteilwunde durch Situationsnähte verkleinert. Den vollkommenen Wundverschluß über dem Unguentolan haben wir allerdings nur einmal ausgeführt. Im Anschluß daran trat aber, wie bereits erwähnt, eine derartig schwere Erysipel-Phlegmone am ganzen Bein auf, daß wir bei allen weiteren Fällen nur einige Situationsnähte legten. Auch dann mußten wir in der Mehrzahl der Fälle wegen auftretender Eiterung die Nähte wieder entfernen und die Wunden weit eröffnen, um den Abfluß des Sekretes zu garantieren.

Bei dieser Art des Vorgehens, das wir jeweils der Lage des einzelnen Falles anpaßten, war die Behandlungsdauer sehr verschieden. Im allgemeinen können wir sagen, daß wir unter unseren Osteomyelitiskranken zahlreiche „Stammgäste" haben. Hier sei nur bemerkt, daß in 5 Fällen die Dauer der ersten Behandlung über 1 Jahr hinausging. Einen Fall haben wir nach freien Intervallen insgesamt über 3 Jahre stationär behandelt. Die von uns angestellten Nachuntersuchungen zeigten ein erschreckendes Ergebnis. Von unseren 110 Fällen gingen trotz aller aufgewandten Mühe 74 = 67,27% ins chronische Stadium über. Es starben 20 = 18,18%. An interkurrenten Erkrankungen gingen 5 unserer Patienten zugrunde, das sind 4,55%, und nur 2 wurden absolut geheilt. Wenn man bedenkt, daß die Heilung in diesen beiden Fällen nur durch radikalstes Vorgehen erzielt wurde, so erscheint uns unsere Auffassung, daß es sich bei der O. tatsächlich um ein fast unheilbares Leiden handelt, gerechtfertigt. Wir haben in diesen beiden Fällen die Amputation vorgenommen und so die Kranken nach menschlichem Ermessen ein für alle Mal von ihrem schweren Leiden befreit. Bei 9 Fällen war die Erkrankung in ein Latenzstadium getreten, und man hätte nach dem Befund und der zum Teil recht langen Recidivfreiheit bei absolutem Fehlen von Beschwerden und erheblicher Belastung der ehemals befallenen Gliedmaßen durch Sport usw. eine „Heilung" annehmen können. Tatsächlich aber wurde diese unsere Ansicht inzwischen durch das Schicksal von dreien dieser Patienten widerlegt. Der eine starb, wie schon erwähnt, vor einigen Wochen an einer von einemlange Zeit latent gebliebenen Herd ausgehenden metastatischen Allgemeininfektion. Zwei weitere kamen in der letzten Zeit erneut in unsere Behandlung, und lagen beide lange mit schwersten Veränderungen am Knochen darnieder. Tatsächlich also ist die von uns zur Zeit der Nachuntersuchungen angenommene „Heilung" von 9 Fällen auf 6 zurückgefallen. Es bleibt demnach nur noch abzuwarten, wie lange es dauert, bis auch diese 6 sich wieder zur Behandlung einfinden. Wir glaubten von den 9 angeführten Fällen 6 durch sofortige Trepanation, 2 durch Anwendung der PAYRschen Methode und 1 auf klassische Art geheilt zu haben.

Wenn man nun bedenkt, daß von den 110 akuten Fällen 60 ein- bis zweimal, 43 drei- bis sechsmal, 3 sieben- bis zehnmal, weitere 3 elf- bis zwanzigmal und 1 Fall gar über zwanzigmal operiert werden mußten, so hat man ein Bild von den wahrhaft katastrophalen Folgen einer einmal aufgetretenen O.

Ähnliche Verhältnisse ergeben sich nun auch bei der chronischen O. Wir verfügen über Beobachtungen von 204 Fällen, die in den letzten 15 Jahren auf unserer Abteilung behandelt wurden, und von denen wir einen großen Teil nachzuuntersuchen Gelegenheit hatten. Auch hier haben wir die Behandlung dem einzelnen Fall angepaßt. Bei 70 Patienten = 34,31% haben wir nur incidiert. Auf klassische Art wurden 3 Fälle angegangen. In 34 Fällen haben wir uns auf Grund des Röntgenbefundes mit der Nekrotomie zufriedengegeben. 31 Fälle = 15,20% wurden incidiert und sofort trepaniert. Konservativ haben wir 51 Fälle = 25% behandelt. Auf die übrigen Methoden: Primäre und sekundäre Resektion, sekundäre Amputation und Löhr entfallen der Reihe nach 2, 2, 9 und wiederum 2 Fälle.

Unter der Behandlung starben von 204 Fällen 17 = 8,33%. An interkurrenten Erkrankungen gingen 3 zugrunde. Eine absolute Heilung konnte in keinem Fall erzielt werden. Bei 16 Fällen war die Erkrankung in ein latentes Stadium getreten, d. h. bei zum Teil mäßig langen Intervallen, dauernder Belastung und Beschwerdefreiheit war auf längere Zeit kein Recidiv aufgetreten. Mit Absicht haben wir diese Fälle nicht zu den geheilten gezählt. Inzwischen hat es sich erwiesen, daß dazu auch keine Berechtigung bestand; denn 4 Fälle haben sich seit Abschluß der Nachuntersuchungen erneut in unsere Behandlung begeben müssen. Auf die einzelnen Eingriffe verteilt fallen auf die Incision 5, auf die Sequestrotomie 3, die Trepanation 4 und auf konservative Behandlungsmethoden 2 Fälle. Mit der LÖHRschen Methode gelang es uns einmal, einen Patienten so weit zu bessern, daß er zur Zeit der Nachuntersuchung beschwerdefrei und vollkommen arbeitsfähig war. Dagegen hat in einem Fall selbst die Ablatio nicht vollkommen zum Ziel geführt, da der Kranke in der darauf folgenden Zeit des öfteren unter Stumpfabscessen zu leiden hatte, die immer wieder durch kleinste Sequester hervorgerufen waren. Allerdings sind diese Veränderungen nicht auf die O. zurückzuführen, deretwegen die Absetzung des Beines vorgenommen wurde.

Ein Patient stand über 1 Jahr dauernd in stationärer Behandlung. Bei 6 währte sie über ein halbes Jahr und die Dauer der Gesamtbehandlung geht in 5 Fällen über 1 Jahr hinaus. Bei den meisten von ihnen kamen wir mit ein- bis zweimaligen Eingriffen aus, 3 wurden sieben- bis zehnmal operiert, 2 Fälle fünfzehnmal und 6 Patienten mußten über 20 Operationen über sich ergehen lassen.

Nach der Häufigkeit der Lokalisation stehen das untere Ende des Oberschenkels, das obere und das untere Ende der Tibia bei weitem im Vordergrund. Dazu muß bemerkt werden, daß der Prozeß am Oberschenkel und am unteren Ende des Schienbeines häufig mit gleichzeitiger Erkrankung der Umgebung verbunden waren. Abfallend in der Häufigkeit folgen darauf das obere Ende des Oberschenkels, das obere Ende des Oberarmes, oberes und unteres Ende des Wadenbeines, die Hüfte, das Fersenbein, Lendenwirbelsäule, Becken, Radius, das untere Ende des Oberarmes, Elle, Brustwirbelsäule, Kiefer, Schulterblatt, Kreuzbein, Rippen und Schlüsselbein.

Primär multipel trat die O. in 14 Fällen auf. Ebenfalls in 14 Fällen trat sie sekundär metastatisch nach Erkrankungen gleicher Art an anderer Stelle auf, und in 18 Fällen hatte sie zu neuen Herden geführt, nachdem die Erscheinungen an einer anderen Stelle des Körpers längst zur Ruhe gekommen waren.

Eine Gelenkbeteiligung war bei akuter O. 46mal, bei chronischer 59mal zu verzeichnen.

In der Bakteriologie steht bei uns wie überall der Staphylococcus pyog. aur weitaus an der Spitze. Staph. pyog. albus und Streptokokken treten demgegenüber weit zurück. Typhöse O. und Aktinomykose wurden 2 bzw. 1mal gefunden. Rein tuberkulöse O. wurde in 9 Fällen festgestellt. In der überaus größten Zahl aller Fälle ist der Erreger in der Krankengeschichte nicht vermerkt worden.

Von den 314 auf unserer Abteilung behandelten Fällen starben 37 = 11,78%, davon 18 unter 18 Jahren = 48,65% und 19 über 20 Jahren = 51,35%. Bei dieser Berechnung sind die beiden kürzlich gestorbenen Patienten noch nicht mit einbegriffen, so daß sich die Zahl inzwischen auf 39 erhöht hat. Da beide Patienten bereits früher bei uns in Behandlung gestanden haben, fallen sie auch unter die oben angegebene Gesamtzahl. Damit erhöht sich die Mortalität auf 12,42%. Von allen starben in der ersten Woche der Erkrankung 4, in der zweiten 6, später, d. h. von der 3.—7. Woche 9, nach 2—3 Monaten 6, nach 4 Monaten 1, nach 8 Monaten 1, nach 2 Jahren 1, nach 4—5 Jahren 2, nach 5—10 Jahren 1, nach 10—15 Jahren 4, nach unbestimmter Zeit 4. Es ist nun interessant zu wissen, wieviel Todesfälle den einzelnen Methoden zur Last fallen. Dabei konnten wir feststellen, daß die radikaleren Methoden ein gar nicht so ungünstiges Ergebnis zeitigten. 13 Patienten starben nach Incisionen, 9 nach sofortiger Trepanation, 4 nach Anbohrung (PAYR), 2 nach sekundärer Resektion, 5 nach sekundärer Amputation und 4 nach konservativer Behandlung, wobei bemerkt werden muß, daß bei den letzten 4 Fällen wegen des überaus schlechten Allgemeinzustandes überhaupt von einem Eingriff abgesehen wurde.

Bei der Lokalisation in Todesfällen spielen die Ober- und Unterschenkelosteomyelitis die größte Rolle. Die erstere ist mit 14, die zweite mit 15 Fällen belastet. Auf Hüfte und Oberarm entfallen 3 bzw. 2 Fälle. Ebenfalls 2 auf Beckenosteomyelitis. Auf die Lendenwirbelsäule, das Kreuzbein und multiple Osteomyelitis kommt je ein Fall.

Nun zu den *Nachuntersuchungen*. Es ist verständlich, daß bei der Übersicht über ein Krankengut von 15 Jahren nicht alle Fälle erfaßt werden können. So haben sich auch bei unseren Erhebungen nur 104 Patienten zur Nachuntersuchung gestellt, während 29 einen umfangreichen Fragebogen beantwortet haben, so daß wir uns sehr wohl ein Bild über ihren Zustand machen können. 9 kamen für die Nachuntersuchung nicht in Frage, da ihre Erkrankungen noch zu kurze Zeit zurücklagen. Die Zahl der Gestorbenen hat sich inzwischen auf 39 erhöht. Davon war einer noch unter den Nachuntersuchten erfaßt, und der zweite war nicht erschienen.

Von den 133 Nachuntersuchten bzw. durch Umfrage Erfaßten waren nur *2 mit Sicherheit* geheilt. Diese beiden verdanken ihre Gesundheit nur dem radikalsten aller Eingriffe, der *Ablatio* des befallenen Gliedes. Zwei weitere möchten wir trotz zeitweiser Beschwerden, die allerdings in den letzten Jahren äußerst selten aufgetreten sind, als wahrscheinlich geheilt auffassen.

Es handelt sich um *2 Artisten*, von denen der eine, dessen Erkrankung 7 Jahre zurückliegt, sich als sog. *Todesspringer* in einem Zirkusunternehmen betätigt. Er hatte früher eine Tibiaosteomyelitis und springt heute, an beiden Beinen mit Seilen gesichert, aus einer Höhe von 25 Meter ab und fängt dabei die ganze Wucht des fallenden Körpers mit den Beinen auf. Der zweite ist ein *Trapezkünstler*, ebenfalls mit einer Tibiaosteomyelitis, der jahraus jahrein fast Tag für Tag seine Beine einer Belastung von 4—5 Ztr. aussetzt. Den ersten glauben wir durch Trepanation, den zweiten mit der klassischen Methode geheilt zu haben.

Im Latenzstadium befanden sich 23. Von diesen haben wir größtenteils Röntgenaufnahmen angefertigt und dabei festgestellt, daß alle mehr oder weniger starke Veränderungen an den Knochen aufwiesen. Einer von ihnen, den man gern zu den Geheilten gezählt hätte, weil er jahrelang rezidivfrei war und auch ungehindert Sport treiben konnte, ist inzwischen einer Sepsis erlegen

Der Fall wurde oben bereits eingehend geschildert. Ungeheilt blieben 106. Von diesen hatten 7 dauernd Beschwerden. 19 hatten zwar keine Schmerzen, wiesen dafür aber Fisteln und granulierende Wunden auf. 12 weitere waren vollkommen beschwerdefrei, jedoch erst seit kurzer Zeit. Bei 6 hingen die Beschwerden mit den Jahreszeiten zusammen. Sie hatten vor allem im Frühjahr und im Herbst recht erheb-

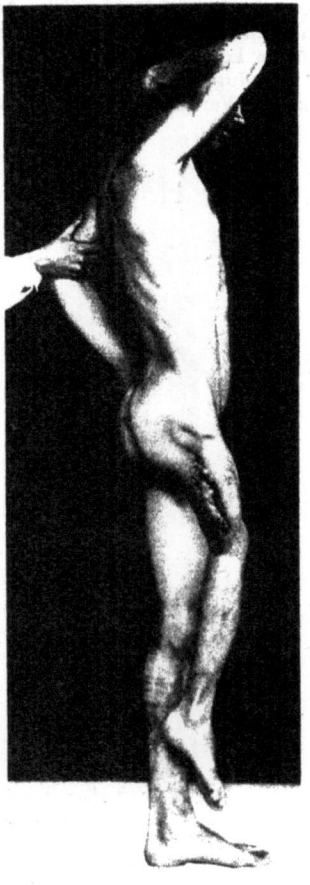

Abb. 2. Hochgradig verkürztes rechtes Bein. Wachstumsstörung infolge recidivierender O. des rechten Oberschenkels. (Mehr als 20mal operiert.) Arbeiter an der Reichsautobahn.

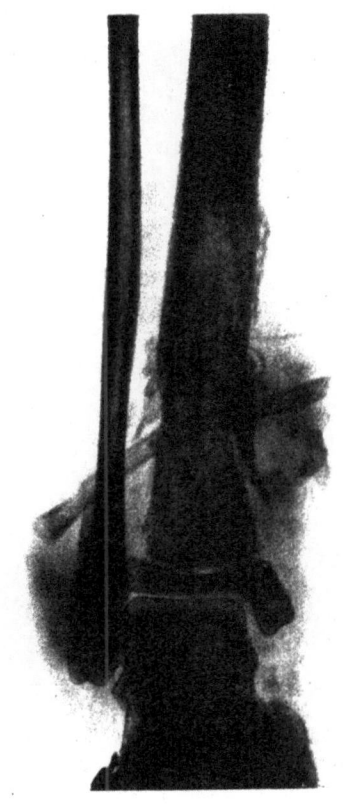

Abb. 3. Osteomyelitis der unteren Tibia, etwa vier Wochen nach Beginn der Erkrankung, einige Tage vor der subperiostalen Resektion.

liche Schmerzen. 26 klagten über Schmerzen bei jedem Witterungswechsel. Bei 6 war Nachtschmerz vorhanden. Unter allgemeinen Beschwerden zum Teil örtlicher, zum Teil allgemeinerer Art, aber immerhin mit Bezug auf den Krankheitsherd litten weitere 26 Patienten. Es bleibt zu erwähnen, daß einer trotz vorgenommener Amputation einer Heilung nicht zugeführt werden konnte. Bei einem weiteren Patienten war der Prozeß trotz sekundärer Resektion, die allerdings viel zu spät im dritten Monat der Erkrankung vorgenommen war, nicht zum Stillstand gekommen. Wir möchten nicht versäumen, einen weiteren Fall anzuführen, der uns aus ganz bestimmten Gründen bemerkenswert erscheint.

Es handelt sich um einen Mann, der, heute 33 Jahre alt, in seiner Jugend eine recidivierende O. des rechten Beines durchgemacht hat. An die 20mal mußte er sich einer Operation unterziehen. Die Folgen waren verheerend. Das rechte Bein ist, wie das vorstehende Lichtbild veranschaulicht, hochgradig verkrüppelt und verkürzt. Man sollte nun meinen, daß der Mann unter diesen Umständen in seiner Erwerbsfähigkeit stark behindert wäre und ist überrascht zu hören, daß er im Gegenteil schwerste körperliche Arbeit bei der Reichsautobahn verrichtet. Ein Fall also, den man den vielen sattsam bekannten Rentenkranken überall als leuchtendes Vorbild hinstellen könnte. Einschränkend ist allerdings zu bemerken, daß die Erkrankung sich in der Jugend abgespielt hat, in einer Zeit also, in der der Mann noch nicht von der sozialen Versicherung erfaßt war.

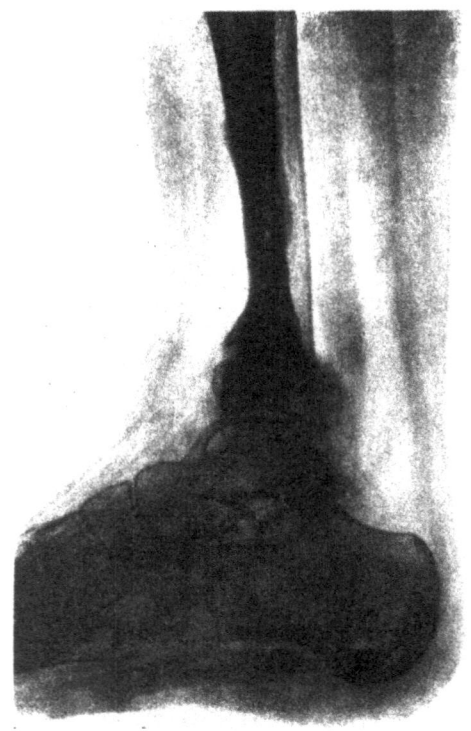
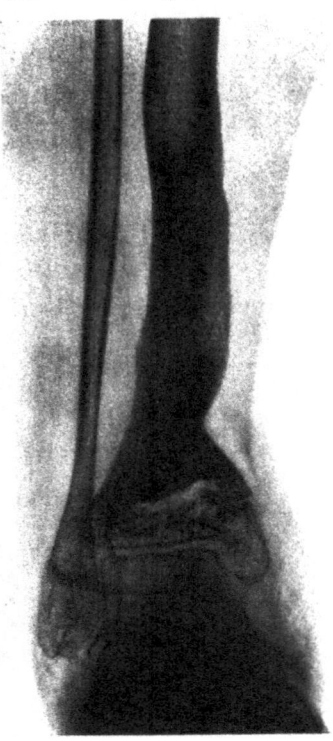

Abb. 4.   Abb. 5.
Abb. 4 und 5. Regenerat etwa 1 Jahr nach der Resektion.

Anschließend noch einige Bemerkungen über Folgeerscheinungen nach durchgemachter Osteomyelitis. Verkürzungen, zum Teil recht erheblicher Art, sind nach unseren Erhebungen in 17 Fällen zu verzeichnen. Zu Verlängerungen des befallenen Gliedes kam es nur in einem Fall, zu starken Verkrüppelungen in 5 Fällen. Stärkere Verbiegungen traten ebenfalls in 5 Fällen auf. Bewegungseinschränkung bis zur vollen Versteifung der befallenen Gelenke fanden wir in 50 Fällen. Nur 8 waren soweit unbehindert, daß sie sportlicher Betätigung nachgehen konnten.

Bei einer Anzahl von Kranken gestatten die Aufzeichnungen Erhebungen über die Dauer der Erkrankung bei der Aufnahme. In 7 Fällen bestand die Erkrankung 1—2 Jahre. 13 Patienten hatten eine Leidenszeit von 3—5 Jahren hinter sich. 22 waren vor 6—10 Jahren erkrankt. 14 trugen ihr Leiden seit 11—15 Jahren mit ...ch herum. Weitere 14 Kranke wiesen eine Vorgeschichte von 16—20 Jahren auf, 12 eine solche von 21—30 Jahren. 4 waren 31—40 Jahre krank und 3 litten an ihrer O. seit über 40 Jahren.

Weiterhin konnten wir bei den Nachuntersuchungen Feststellungen über rezidivfreie Intervalle machen. 12 hatten seit 1—2 Jahren kein akutes Aufflackern ihrer Erkrankung erlebt. Bei 14 Patienten betrug das längste freie

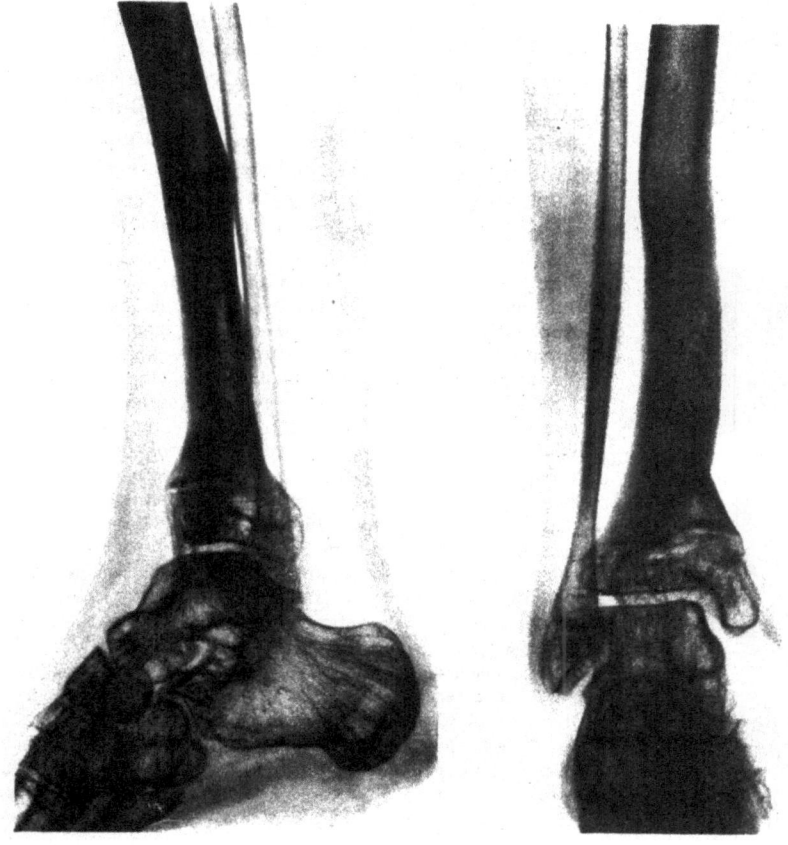

Abb. 6.   Abb. 7.
Abb. 6 und 7. Regenerat etwa 1³/₄ Jahr nach der Resektion.

Intervall 3—5 Jahre. 24 Fälle waren im Verlauf ihres Leidens 6—10 Jahre von schweren Erscheinungen verschont geblieben und 14 11—20 Jahre. Eine Rezidivfreiheit von über 20 Jahren war bei keinem zu verzeichnen[1].

Ferner haben wir, soweit es die Verhältnisse zuließen, Erhebungen darüber angestellt, wie lange der Beginn der Erkrankung bei Nachuntersuchten zurücklag.

[1] Nach Abschluß der Arbeit kam jedoch ein Fall zur Beobachtung, bei dem nach 40jähriger Latenz einer im 12. Lebensjahr erworbenen Oberschenkelosteomyelitis im 52. Lebensjahr ohne äußere Veranlassung ein Rezidiv mit schwerer Knochenzerstörung aufgetreten ist.

Wir fanden dabei, daß die Erkrankung von 1—2 Jahren in 5 Fällen begann, von 3—5 Jahren in 9 Fällen, von 6—10 Jahren in 16 Fällen, von 11—15 Jahren in 32 Fällen, von 16—20 Jahren in 34 Fällen, von 21—30 Jahren in 25 Fällen, von 31—40 Jahren in 8 Fällen, über 40 Jahren in 4 Fällen.

Die Ergebnisse der Nachuntersuchungen haben uns in der Meinung bestärkt, *daß die O. fast unheilbar ist,* wenn es nicht gelingt, die Erkrankung in ihrem Beginn durch radikale Methoden auszuräumen. Wir haben daher die daraus sich ergebenden Folgerungen gezogen und in einer Reihe von Fällen akuter O. etwa 3—5 Wochen nach dem Beginn der Erkrankung die sekundäre Resektion vorgeschlagen. Leider scheitern wir zur Zeit noch daran, daß die Patienten bzw. deren Eltern einen derartig weitgehenden Eingriff bisher meistens ablehnten. Wir verfügen allerdings über einen Fall, den wir wegen des offensichtlichen Erfolges hier anführen möchten.

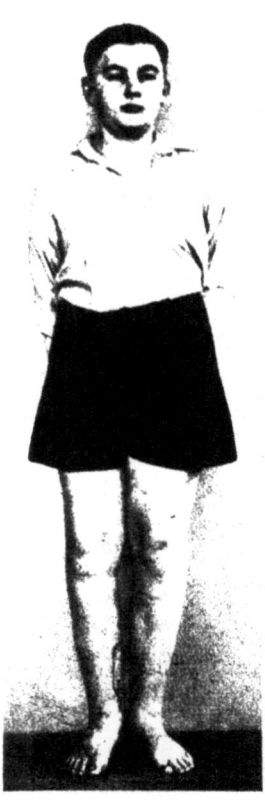

Abb. 8. Zustand nach subperiostaler Resektion der unteren Tibia re. 1 Jahr nach der Operation.

Es handelt sich um einen 13jährigen Jungen, der Anfang Oktober 1937 in unsere Behandlung kam. Damals haben wir zunächst den subperiostalen Absceß durch Inzision eröffnet. Nach Demarkierung des Prozesses schlugen wir dem Vater nach dreiwöchiger Behandlung die Resektion des unteren Tibiaendes vor, zu der er nach anfänglichem Zögern sein Einverständnis gab. Anfang November haben wir den Eingriff ausgeführt und das untere Drittel der Tibia makroskopisch im Gesunden reseziert. Dies geschah unter sorgfältiger Schonung des Periostes. Auffällig war, daß sich der nekrotische Knochen nach der Durchtrennung im Bereich der Diaphyse ohne jede Gewaltanwendung spielend an der Grenze zur Epiphyse herausnehmen ließ. Nach Füllung des Periostschlauches mit Unguentolan haben wir die Knochenhautsäume vereinigt und die Haut darüber durch einige Situationsnähte geschlossen. Nach anfänglich reaktionslosem Verlauf (die Temperaturen hatten sich in den ersten Wochen der Erkrankung bewegt zwischen 38 und 39 bewegt) trat nach etwa 3 Wochen ein Absceß auf, der eröffnet wurde. Man war überrascht über die bereits vorhandene Knochenregeneration. In der Folge haben wir in vierwöchentlichen Abständen den Fortschritt der Knochenneubildung kontrolliert. Am 25. Juli 1938, im ganzen also nach einer Behandlung von fast 10 Monaten, konnten wir den Patienten zum ersten Male mit Gehgips entlassen. Inzwischen haben wir den Verband noch einmal erneuert. Vor einigen Tagen nun waren wir in der Lage, den Gips endgültig fortzulassen. Das Regenerat war vollkommen fest und tragfähig und die Narben absolut reaktionslos. Der Junge hat keinerlei Beschwerden. Das Fußgelenk ist trotz der monatelangen Ruhigstellung überraschend gut beweglich. Im Knochenregenerat sind Anzeichen für restliche Herde nicht vorhanden.

D. Epikrise.

Über die Ergebnisse der Osteomyelitisbehandlung können nur Nachuntersuchungen und das Verfolgen der Lebensschicksale der einzelnen Kranken über Jahrzehnte hinweg Aufschluß geben. In dieser Hinsicht ist das bisherige Schrifttum sehr wenig ergiebig. Die Mitteilung unserer Beobachtung möge als Anregung dazu dienen, daß auch von anderer Seite und aus *anderen Gegenden* die Spätresultate der verschiedenen Behandlungsmethoden bekannt gegeben werden möchten.

Aus den Nachuntersuchungen unseres Krankengutes können wir nur den Schluß ziehen, daß die bisher zumeist übliche Behandlungsweise sehr unbefriedigende Ergebnisse zeitigt, und wir glauben daher, daß ein *radikaleres Vorgehen*, wie es die Resektion darstellt, noch am ehesten Dauererfolge haben kann. Wir können uns nicht der Meinung anschließen, daß in der Behandlung der O. der Immunotherapie die Zukunft gehört (Philipowicz). Das mag vielleicht daran liegen, daß unsere Osteomyelitisfälle anders geartet sind als man sie sonstwo zu sehen gewohnt ist. Es mag vielen wiederstreben, ganze erkrankte Knochenpartien subperiostal zu resezieren. Aber es ist erwiesen, daß die Methode bei entsprechend geeigneten Fällen (Unterschenkel-, Unterarm- und Oberarmosteomyelitis) sehr viel zu leisten vermag. Veilleicht haben wir mit ihr ein Mittel in der Hand, die schweren Folgen der O. häufiger als bisher abzuwenden.

Zusammenfassung.

Die aus dem Schrifttum gegebene Übersicht über die verschiedenen Behandlungsmethoden veranschaulicht, daß eine einheitliche Auffassung bei Würdigung der regionären Unterschiede hierin nicht besteht. Vielmehr stehen sich Bestrebungen gegen über, welche teils durch konservativere Behandlung des akuten Anfangsstadiums, teils durch radikaleres Vorgehen in Form der Resektion des erkrankten Knochenabschnittes die Ergebnisse zu bessern suchen.

Die *Frühergebnisse* lassen einen Aufschluß über endgültige Heilungserfolge *nicht zu*. In ihrer Gesamtheit erscheinen die Endresultate bisher so ungünstig, daß man besonders im Hinblick auf die eigenen Fälle die O. als ein fast unheilbares Leiden bezeichnen muß.

Um den Erfolg einer Behandlungsmethode eindeutig beurteilen zu können, müßte man in Jahrzehnten Serien konsequent auf die eine oder andere Art behandelter Fälle nachuntersuchen, um so die Spätergebnisse festzulegen.

Daß mit einseitig konservativer Therapie, insbesondere der Immuno- und Chemotherapie, mehr zu erreichen ist als bisher, ist wenig wahrscheinlich.

Aussichtsreicher in ihren Endergebnissen erscheint uns die subperiostale Resektion mit ihrer Beseitigung des primären Krankheitsherdes im Frühstadium, die nach unserer Auffassung besonders für die Erkrankung an Gliedabschnitten mit zwei Knochen geeignet ist, an denen nach der Resektion des einen Knochens die Gefahr der stärkeren Verkrümmung oder Verkürzung infolge der Schienung durch den zweiten stark herabgemindert ist.

Ich, Karl August Gerhard Dunkmann, bin am 1. Februar 1907 als Sohn des Kaufmanns Otto Dunkmann zu Witten a. d. Ruhr geboren. Nach vierjähriger Vorbereitung in der Volksschule besuchte ich von 1917—1926 das dortige Realgymnasium. Am 15. März 1926 verließ ich die Anstalt mit dem Zeugnis der Reife. Anschließend widmete ich mich dem Medizinstudium und besuchte zunächst 4 Semester die Universität Heidelberg, wo ich im April 1928 das medizinische Vorexamen mit gut bestand. Die klinischen Semester absolvierte ich in Wien, Königsberg, Berlin und München. Dort machte ich im Frühjahr 1931 das Staatsexamen mit der Note gut. Das praktische Jahr leistete ich am Städtischen Krankenhaus rechts der Isar in München ab. 6 Monate beschäftigte ich mich mit der Pathologie (Geh.-Rat Dürck) und die übrige Zeit war ich auf der Inneren Abteilung des gleichen Krankenhauses (Geh.-Rat Sittmann) tätig. Nach Erlangung der Approbation ging ich im August 1932 als Volontärassistent an die Chirurgische Universitätsklinik München (Geh.-Rat Lexer) und übernahm im April 1933 eine Assistentenstelle an einem Braunschweiger Krankenhaus. Dort bildete ich mich internistisch, chirurgisch und geburtshilflich-gynäkologisch weiter. Seit Oktober 1934 bin ich als Assistent an der Chirurgischen Abteilung des Krankenhauses St. Georg in Leipzig ununterbrochen tätig.

Meine Lehrer waren: Kallius, Pütter, Friedrich v. Müller, Zumbusch, Lexer, Borst, Straub, Bumke, Pfaundler, Eiselsberg, Peham, Läwen, Matthes, Bier, Rössle Trendelenburg, Wagner, His, Stoeltzner, Stenger, Kaiserling, Birch-Hirschfeld, Wessely und Bürgers, sowie May, Lebsche, Zangemeister und Lange.

MIX
Papier aus verantwortungsvollen Quellen
Paper from responsible sources
FSC® C105338

If you have any concerns about our products,
you can contact us on
ProductSafety@springernature.com

In case Publisher is established outside the EU,
the EU authorized representative is:
**Springer Nature Customer Service Center GmbH
Europaplatz 3, 69115 Heidelberg, Germany**

Printed by Libri Plureos GmbH
in Hamburg, Germany